ジェネラリストのための
性感染症入門

著 谷崎隆太郎

三重大学大学院名張地域医療学講座 講師,
名張市立病院総合診療科 教育研修担当部長

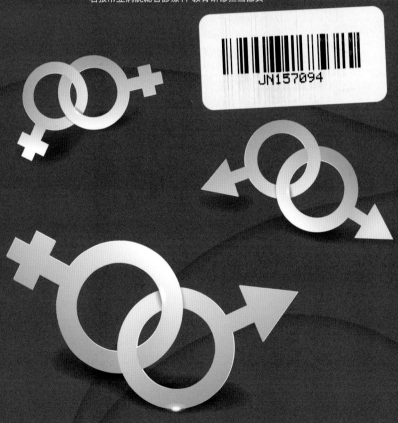

文光堂

著者プロフィール

谷崎隆太郎（たにざき・りゅうたろう）

三重大学大学院 名張地域医療学講座 講師
名張市立病院 総合診療科 教育研修担当部長

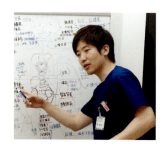

略歴

2006年3月　埼玉医科大学医学部卒業
　　同年4月　宮城厚生協会 坂総合病院 初期研修医
2008年4月　宮城厚生協会 長町病院 内科，仙台錦町産業医学センター
2009年4月　岐阜大学医学部附属病院 高度救命救急センター 後期研修医
　　（ドクターヘリ→ER→集中治療室→一般病棟→退院調整まで一貫して主担当
　　医として関われる環境で3年間を過ごす）
2012年4月　国立国際医療研究センター 総合感染症コース フェロー
　　（輸入感染症，結核，HIV感染症の診療を含む臨床感染症診療・コンサルテー
　　ション・トラベルクリニックを主に研修）
2015年4月　名張市立病院 内科，三重大学大学院 伊賀地域医療学講座 助教
2016年4月　名張市立病院 総合診療科，三重大学大学院 名張地域医療学講座 講師

困っている人を助けるのに必要なことはやっぱり教育だという結論に行き着いたので，現在は教育機会をたくさん与えてくれる総合診療科に所属しています．自分を言葉で表すと，『臨機応変に初志貫徹』．困っている人の力になりたいという初志は変わっていませんが，そのための手段は医学でも何でも臨機応変に身につけていきたいと思っています．

興味ある領域

地域医療，教育全般，臨床感染症学，渡航医学．

専門医・資格など

日本プライマリ・ケア連合学会 認定指導医
日本内科学会 総合内科専門医
日本救急医学会 救急科専門医
日本感染症学会 感染症専門医
日本医師会 認定産業医
Certificate in Travel Health™
The International Society of Travel Health 会員
日本唐揚協会 認定カラアゲニスト

はじめに

　性感染症を診療するに当たり，最も重要なことは何でしょうか？
　知識？　経験？　それとも最新文献のアップデート？
　1つ挙げるとしたら，おそらくそれはコミュニケーションだと思います．医師-患者間のコミュニケーションが盤石であれば，適切な病歴聴取や身体診察，治療薬の内服アドヒアランスやフォローアップのための外来受診など，診療が円滑に進んでいきます．また，医師-患者間だけでなく患者-パートナー間のコミュニケーションがスムーズであれば，医師からの情報もパートナーに伝わりやすく，さらなる感染伝播のリスクも減らせます．
　「性感染症」という言葉からは「尿道から膿が出た」，「腟から変なおりものが出た」など，内科的でない主訴で泌尿器科や産婦人科を受診するように思われるかもしれませんが，発熱，咽頭痛，腹痛，皮疹などの主訴で内科を受診して来る場合もあります．その際，性感染症を疑ったとしても，性交渉歴をスムーズに聴取すること自体に高度なコミュニケーションスキルを要します．
　近年，世界的な梅毒の流行が注目されていますが，そもそも性感染症がセックスという日常的な行為の一つに伴う感染症である以上，一部のコミュニティにおけるまれな疾患ではなく，日常診療で普通に出遭う機会のある感染症の一つだということを認識しておく必要があります．
　また，性感染症治療の特徴として，原則，患者本人だけでなくパートナーの治療も必須だという点が挙げられます．つまり性感染症は，診断した時点で治療介入すべき患者が少なくとも2人以上存在することになります．しかし，全ての患者さんがパートナーに速やかに全てを打ち明けられるわけでもなく，ここでもある種のコミュニケーションスキルが要求されます．そもそも，性に関することは他人に気軽に打ち明けられる内容ではないため，患者の心理面への配慮はいつも以上に慎重を要します．
　さらに，レズビアン，ゲイ，バイセクシュアル，トランスジェンダー（LGBT）といった性指向の多様さへの理解もコミュニケーションを円滑

に行うためには必須の知識ですが，未だ誤解や偏見の多い領域でもあります．そもそも日本では，性にまつわることを口にするのはタブーであるかのような雰囲気もあるため，患者さん自身も相談しにくいのかもしれません．場合によっては，医療従事者の無知や偏見などによって，悩める患者さんの心をさらに深く傷つけるかもしれません．さらに，性感染症は若年者のうつ病のリスクを増加させるとも言われており（Jenkins WD, et al.：Young adults with depression are at increased risk of sexually transmitted disease. Prev Med 88：86-89, 2016），目の前の症状を治すことだけにとどまらず，幅広いケアが求められる疾患なのです．

　プライマリ・ケアのセッティングでは，性感染症治療のために受診したことをきっかけに，今後の性感染症の予防方法や避妊方法の啓発，家族計画の相談などにも繋がっていくため，性感染症診療は家庭医・総合診療医が活躍できる分野の一つでもあります．一方で，日々，総合診療専門研修中のレジデントを指導している中で，彼や彼女らの背景にある性感染症診療の知識やコミュニケーションスキルには大きなばらつきがあることに気が付きました．確かに自分の医師人生を振り返ってみても，東京で診療していたときには，毎週のように梅毒や尿道炎の患者さんを診ていたのが，地元に帰って来たら性感染症の診療機会が激減しており，地域によって経験できる症例数に差が出やすい領域だということを実感しています．加えて，性感染症についての各論を学ぶ機会はあっても，総論から学ぶ機会はそう多くなかったなぁと思い，本書の執筆に至りました．そしてその内容は，教科書的というよりは，なるべく実践的な記載になるよう心掛けました（ですので，詳細な点はぜひ成書もご参照ください）．

　本書は初期研修を終えてこれから地域のクリニックや総合病院で総合診療の専門研修に入る医師を想定して書かれていますが，その枠を飛び越えて，広く現場の第一線で奮闘する臨床医の皆さんの性感染症診療の一助となれば幸いです．

平成 30 年 2 月
谷崎隆太郎

巻頭カラー

2章 | 4. 性感染症診療における臓器所見と主な原因微生物

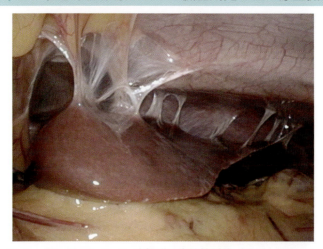

図4　Fitz-Hugh Curtis症候群の腹腔鏡所見（信州上田医療センター産婦人科・五味陽亮先生のご提供）（本文47頁参照）
肝表面と周囲組織の癒着を認める（violin string adhesionsとも呼ばれる）．

3章 | 1. 梅　毒

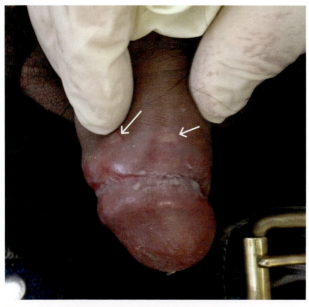

図2　第1期梅毒の陰茎の潰瘍性病変（本文64頁参照）

3章 | 1. 梅毒

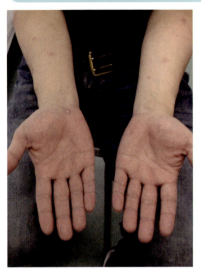

図3 手掌に出現した第2期梅毒の紅斑や丘疹（本文65頁参照）

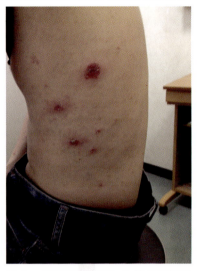

図4 体側部に出現した第2期梅毒の皮疹（本文65頁参照）

3章 | 2. 淋菌感染症

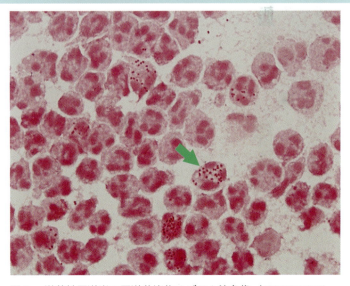

図1 淋菌性尿道炎の尿道分泌物のグラム染色像（本文80頁参照）

3章 | 3. 非淋菌性尿道炎

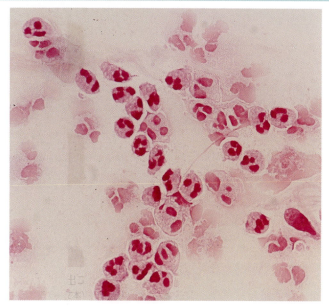

図2　NCNGUの尿道分泌物のグラム染色 (本文88頁参照)

3章 | 6. 赤痢アメーバ症

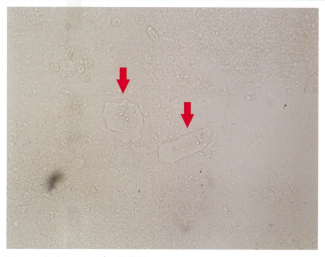

図1　赤痢アメーバの栄養体 (本文111頁参照)

contents

1章 性感染症の疫学

1 性感染症の発生動向について ... 2
1. 梅毒について ... 2
2. HIV感染症について ... 6

2 性感染症の届出・感染経路について ... 9
- **コラム** MSMとは……？ ... 11
- **コラム** あなたの想像するセックスが，他人が意味するセックスと同じとは限らない ... 12
- **コラム** 正しいセックスをしていれば性感染症は防げる？では，正しいセックスとは？ ... 13

2章 性感染症の臨床（総論）

1 性感染症を臨床感染症の基本に照らし合わせると ... 16

2 いつ性交渉歴を聴取すべきか？ ... 19

3 性感染症診療における患者背景 ... 21
1. 性交渉歴の聴取の仕方 ... 22
   - a．まずは環境調整から ... 22
   - b．環境が整ったら，いざ聴取 ... 24
   - c．性交渉歴聴取モードに入ったら，さらに深い問診に入る ... 25
2. 渡航歴の重要性 ... 27

4 性感染症診療における臓器所見と主な原因微生物 ... 30
1. 女性の性感染症 ... 31
   - a．特 徴 ... 31
   - b．性器クラミジア感染症，淋菌感染症について ... 32
2. 男性の性感染症 ... 33
   - a．特 徴 ... 33
   - b．男性の尿路感染症を診たら？ ... 34
3. 性器症状 ... 35
   - a．尿道炎 ... 35
   - b．腟 炎 ... 36

         c．陰部潰瘍 ……………………………………… 37
   4　性器外症状 …………………………………………… 38
         a．咽頭痛 ………………………………………… 38
         b．口腔内潰瘍 …………………………………… 39
         c．リンパ節腫脹 ………………………………… 40
         d．関節痛 ………………………………………… 42
         e．皮　疹 ………………………………………… 42
         f．腹　痛 ………………………………………… 45
         g．直腸炎 ………………………………………… 48
         h．感染性心内膜炎 ……………………………… 48
         i．その他（眼症状など） ……………………… 48
   コラム ブライダルチェックとは？ ……………………… 51
 5 ┃ 性感染症の検査所見 …………………………………… 52
 6 ┃ 性感染症の治療 ………………………………………… 53
 7 ┃ 性感染症診療における適切な経過観察 …………… 54
   コラム 性交渉の危険な合併症⁉ ………………………… 56
   コラム セックスで尿管結石が治る……⁈ ……………… 58

3章　各性感染症の概要と検査・治療など

 1 ┃ 梅　毒 …………………………………………………… 62
   1　梅毒の自然経過 ……………………………………… 63
         a．第 1 期梅毒（primary syphilis） ………… 63
         b．第 2 期梅毒（secondary syphilis） ……… 65
         c．潜伏梅毒（latent syphilis） ……………… 66
         d．第 3 期梅毒（tertiary syphilis） ………… 67
         e．神経梅毒（neurosyphilis） ………………… 67
   2　梅毒の検査特性 ……………………………………… 67
   3　神経梅毒の診断 ……………………………………… 69
   コラム RPR の測定方法は倍数希釈法から自動化法へ … 71
   4　梅毒の治療 …………………………………………… 71
   5　Jarisch-Herxheimer 反応とは …………………… 76
   6　フォローアップ ……………………………………… 77

2 ｜ 淋菌感染症 ……………………………………………… 79
1 　淋菌性尿道炎 ……………………………………… 80
2 　淋菌性咽頭炎 ……………………………………… 81
3 　淋菌性尿道炎・咽頭炎の治療 …………………… 82
4 　播種性淋菌感染症 ………………………………… 83

3 ｜ 非淋菌性尿道炎 ………………………………………… 85
1 　非淋菌性尿道炎の診断・治療 …………………… 86
2 　NCNGU …………………………………………… 88
　　a．*Mycoplasma genitalium* 感染症について ……… 89
　　　1) 診　断 ………………………………………… 89
　　　2) 治　療 ………………………………………… 89
　　b．トリコモナス尿道炎 ………………………… 91
コラム *M. genitalium* 感染症へのアジスロマイシンの投与方法は？ …… 92

4 ｜ 性器ヘルペス …………………………………………… 95
1 　性器ヘルペスの症状 ……………………………… 95
2 　性器ヘルペスの診断 ……………………………… 96
3 　性器ヘルペスの治療 ……………………………… 97
4 　性器ヘルペスの再発抑制について ……………… 99

5 ｜ 骨盤内炎症性疾患，Fitz-Hugh Curtis 症候群 …… 102
1 　PID の診断 ………………………………………… 104
2 　PID の治療 ………………………………………… 105
コラム 男性の FHCS は存在するか？ ……………………… 107

6 ｜ 赤痢アメーバ症 ………………………………………… 109
1 　赤痢アメーバ症の臨床所見 ……………………… 109
2 　赤痢アメーバ症の診断 …………………………… 111
3 　赤痢アメーバ症の治療 …………………………… 112
4 　フォローアップ …………………………………… 114
コラム その虫垂炎の原因はアメーバかもしれない……?! …… 114

7 ｜ HIV 感染症 ……………………………………………… 116
1 　HIV 感染症の基本的知識 ………………………… 117
2 　HIV 感染症の診断 ………………………………… 118

		3	HIV 感染症の臨床所見	120
			a．急性感染期	120
	コラム	HIV 感染症は根治できるのか……？	123
			b．無症候性キャリア期	124
			c．AIDS（エイズ）期	125
	コラム	PCP の正式名称	127
		4	HIV 感染症の治療	127
		5	HIV 感染症のその他の課題	129

8 ヒトパピローマウイルス（HPV）感染症 ... 132

	1	HPV と子宮頸癌	132
	2	HPV ワクチン	132
	3	子宮頸癌以外の HPV 感染について	135
		a．尖圭コンジローマ	135
		b．再発性呼吸器乳頭腫症	135
		c．中咽頭癌	136

4章 フォローアップ・予防

1 パートナー検診について ... 138

2 患者への教育，再発予防 ... 142

	1	コンドームの使用	142
コラム	女性用コンドーム，ご存じですか？	144
	2	リスク行動の回避	144
	3	ワクチン接種	145

3 定期検査 ... 147

コラム	レイプなど，性暴力を受けた人が受診したら	148
コラム	DV 被害について	151

付　録

性感染症の治療早見表 ... 154
症状から診る性感染症 ... 156

索　引 ... 157

著者ならびに弊社は，本書に掲載する医薬品情報等の内容が，最新かつ正確な情報であるよう最善の努力を払い編集をしております．また，掲載の医薬品情報等は本書出版時点の情報等に基づいております．読者の方には，実際の診療や薬剤の使用にあたり，常に最新の添付文書等をご確認され細心の注意を払われることをお願い申し上げます．

1章

性感染症の疫学

1 性感染症の発生動向について

　性感染症というと性器クラミジア感染症や淋菌感染症，梅毒などが有名ですが，性行為によって感染することが意外に知られていない感染症もいくつかあります（表1）．例えば，B型肝炎やC型肝炎などは血液を介した感染が有名ですが，**これらは性行為によっても感染します**．2014年に西アフリカを中心に流行したエボラウイルス病，2015年を中心にブラジルで流行したジカウイルス感染症なども，性行為によって感染することが知られています．また，性感染症の中には梅毒や後天性免疫不全症候群〔acquired immunodeficiency syndrome：AIDS（エイズ）；ヒト免疫不全ウイルス（human immunodeficiency virus：HIV）感染症を含む〕をはじめとした，**感染症法に基づく医師の届出義務が生じるものもあります**．厚生労働省から発表されている主な性感染症患者報告数の年次推移をみると，性器クラミジア感染症が最も多く報告されており，淋菌感染症と性器ヘルペスウイルス感染症がほぼ同数で，それに尖圭コンジローマが続きます（図1）．これら4つの感染症の報告数は全体的に減少傾向ですが，**HIV感染症はほぼ横ばい（後述），梅毒は増加傾向**です．

1 梅毒について

　梅毒は，元々は1948年に性病予防法で全数報告疾患として届け出が開始され，1999年4月からは感染症法により全数把握対象疾患の5類感染症に定められました．日本では1948年以降，患者報告数は大きく減少していましたが，**2010年以降は増加傾向に転じています**．男女共に異性間性的接触が主な原因ですが，最近では，**男性の同性間性的接触による感染が増加傾向にあります**．都道府県別では，東京，大阪，愛知，神奈川，福岡といった都市部で全国の報告数の62％を占めており，人口10万人当た

表1 ┃ 性行為で感染する主な感染症

梅　毒	腟トリコモナス症	アメーバ赤痢
性器クラミジア感染症	A型・E型肝炎	エボラウイルス病
淋菌感染症	B型・C型肝炎	ジカウイルス感染症
性器ヘルペスウイルス感染症	HIV感染症	
尖圭コンジローマ	HTLV-1感染症	

HTLV : human T-lymphotropic virus

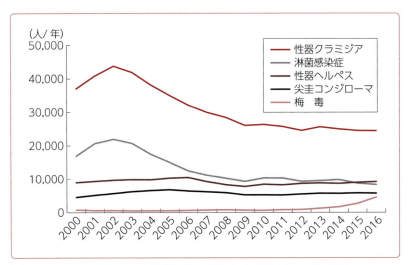

図1 ┃ 2000～2016年の性感染症の報告数（梅毒以外は定点報告）

りの報告数も都市部が多く，東京都の2.22が最多となっています（最少は岩手県の0.12）[1]．近年（原稿執筆時点では2017年），梅毒の爆発的な流行が問題となっており，その勢いは1970年代と同様の流行状況になっています．梅毒のみに注目してみると，その勢いがより実感できるかもしれません．2010年から2016年にかけて，総数で実に7.3倍に増加しています（図2）．性感染症全体では男性の感染数が多いのですが，**近年の梅毒の流行では女性の割合が増加傾向にある**ことが特徴の一つです（図3）．また，年代別でみると，女性は20代，男性は20～40代で患者数が多い状況です（図4）（ちなみに，この報告数の増加の背景には，「梅毒が届出疾患と知らなかったから今まで届け出ていなかった」という医師が，流行

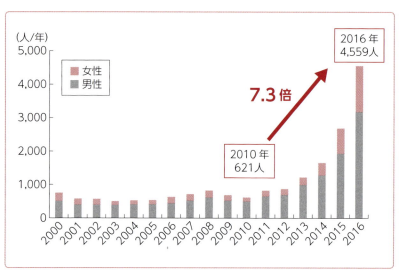

図2 ┃ 梅毒の報告数

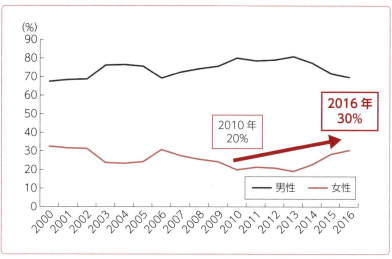

図3 ┃ 2000〜2016年までの全梅毒報告数の男女別割合

を機に届出疾患であることを認知し，新たに診断した梅毒を届け出るようになったため結果的に梅毒の報告数が増加した，という側面もあるかもし

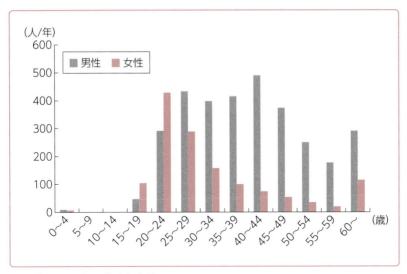

図4 ┃ 2016年の梅毒報告数

れません).

　このような梅毒の流行を食い止めるために，我々のような現場の一臨床医ができることは何でしょうか？ "患者教育……" はもちろん大切ですが，それであれば，そもそも患者になってしまう前の一般市民や中高生への性教育に力を入れる方が効率的です．忙しい日々の中で我々臨床医が流行の収束に寄与できるとしたら，それはやはり，目の前に現れた患者を梅毒だと「早期に診断」し，「適切に治療」することだと思います（もちろん，本人だけでなくパートナーの治療も必要です）．加えて，最終的に最も大きな被害を受けるのは，感染した妊婦から生まれてくる先天梅毒の赤ちゃんであることを覚えておきましょう（"先天梅毒" の詳細は成書を参照ください）．詳しくは「《3章》1．梅毒」で解説しますが，梅毒は治療法が確立されている病気なので，早期発見できれば確実に治療できる疾患です．この早期治療により，梅毒の晩期神経合併症や妊婦感染，胎児感染のリスクは大きく減らせるはずなのです．ひいては，流行の収束に寄与できると考えます．

　とは言え，まずは感染の可能性がある人に医療機関を受診してもらわな

いと診療が始まらないので，一般人向けの梅毒の啓発活動も重要です．「オーラルセックスでもアナルセックスでも感染すること」，「終生免疫が得られず何度でも再感染すること」，「未治療でも臨床症状は一旦改善するが，何年もたってから神経や心臓など重要臓器が障害されるので，必ず適切な治療を受ける必要があること」といった内容を伝え，医療機関を受診してもらうよう啓発することが重要です．

2 HIV感染症について

HIV感染症は進行するとAIDSと呼ばれる状態になり，両者を分けて統計データが取られています．日本では，新規HIV感染者報告数は増加傾向でしたが，2008年以降は横ばいに転じています（図5）（が，減少傾向にはありません）．新規AIDS患者も未だ減少傾向にありません．AIDSの状態でHIV感染症が発見されることを「いきなりエイズ」と呼ぶこともありますが，日本ではこの「いきなりエイズ」の割合が30％にも達しており，早期発見できていない現状があります．日本での新規

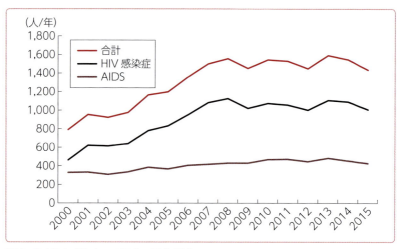

図5 ｜ HIV感染症，AIDSの発生動向

（平成27年，厚生労働省エイズ動向委員会報告より）

HIV感染者の年齢別内訳は20〜50歳代が多く，9割以上が男性で，その半数が同性間の性的接触が原因と報告されています．ですので，日本におけるHIV感染症の予防の大きな対象はmen who have sex with men（MSM）コミュニティです．

近年の抗HIV薬の進歩によって，AIDSを発症していないHIV感染症は，かつての「死に至る病」から「**平均寿命を全うできる慢性疾患**」へと変貌を遂げました[2]．世界的にみても，HIV感染者の数はどんどん減少していっています[3]．それに対して，日本では未だ減少傾向がみられないことから，HIV感染症に対する予防・啓発活動はもっと意識していく必要がありそうです．

まとめ

- 性感染症の中には，感染症法に基づく医師の届出義務が生じるものもある．
- 主な性感染症患者報告数では，性器クラミジア感染症が多く報告されており，淋菌感染症と性器ヘルペスウイルス感染症がほぼ同数で，それに尖圭コンジローマが続く．これらは全体的に減少傾向である．
- 近年，梅毒の爆発的な流行が問題となっている．都市部の報告数が多く，男性の同性間性的接触による感染が増加傾向にあるが，異性間性的接触による女性の感染の割合が増加傾向にある．
- 梅毒の流行に対して我々臨床医ができることは，「早期に診断」し，「適切に治療」することである．
- 新規HIV感染者報告数は横ばいであるが，新規AIDS患者と共に未だ減少傾向にはない．
- 抗HIV薬の進歩によって，HIV感染症は「平均寿命を全うできる慢性疾患」になり，HIV感染者の高齢化が問題視されている．

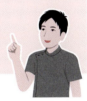

文 献

1) 梅毒 2008〜2014年. IASR 36:17-19;2015
2) Antiretroviral Therapy Cohort Collaboration : Survival of HIV-positive patients starting antiretroviral therapy between 1996 and 2013: a collaborative analysis of cohort studies. Lancet HIV 4 : e349-356, 2017
3) GLOBAL REPORT. UNAIDS report on the global AIDS epidemic 2013. http://www.who.int/hiv/pub/me/unaids_global_report/en/ (accessed 2017-12-08)

2 | 性感染症の届出・感染経路について

　2017年現在，日本国内で発生し得る性感染症のうち，**5類感染症（7日以内に報告）**としては，**梅毒，後天性免疫不全症候群（AIDS），アメーバ赤痢，B型・C型肝炎**があります．**4類感染症（診断後直ちに報告）**としては**A型・E型肝炎**があります※．

　ところで，3類感染症には，コレラ，細菌性赤痢，腸管出血性大腸菌感染症，腸チフス，パラチフスがありますが，性感染症という観点からみるとどうでしょうか？　つまり，性行為によって感染し得るのでしょうか？

　これらの病原体はすべて**感染者の糞便中に含まれる**ため，例えば下水道の整備が行き届いていない地域では，水道水などから経口感染し得る病原体です．下水道の設備がある程度行き届いた日本などの先進国では，主に食中毒で問題になることが多いです．

　しかし，ここで立ち止まって今一度考えてみてください．糞便中に病原体が存在するということは，**糞便が通過する肛門にも病原体が付着している**可能性が高く，その病原体が口へ移るような経路が存在すれば感染が成立する可能性は十分にあります．つまり，男女間の腟を使ったセックスのみでは通常は感染しませんが，**アナルセックス後のオーラルセックス**，または**肛門を舐めるなどの行為（プレイ）があれば経口感染が成立し得る**のです．とにかく，病原体が口へ到達する「流れ」があるかどうかが重要になってきます．したがって，純粋な（？）アナルセックスのみでは病原体は口へは到達しないので感染は成立しません．要は，**肛門→口の経路が**

※2017年現在，性器クラミジア感染症，性器ヘルペスウイルス感染症，淋菌感染症，尖圭コンジローマは定点把握対象疾患となっており，性感染症定点医療機関（全国約1,000か所の産婦人科等医療機関）が月単位で届出するものとなっています．その他の医療機関には報告義務はありませんので，実際の症例数はもっと多いことになります．

あったかどうかが全てなのです．

というわけで，3類感染症も性感染症の仲間であるということを覚えておきましょう．

まとめ

- 日本国内で発生し得る性感染症のうち，5類感染症（7日以内に報告）としては，梅毒，後天性免疫不全症候群，アメーバ赤痢，B型・C型肝炎，4類感染症（診断後直ちに報告）としてはA型・E型肝炎がある．
- 3類感染症には，コレラ，細菌性赤痢，腸管出血性大腸菌感染症，腸チフス，パラチフスがあり，これらの病原体は全て感染者の糞便中に含まれる．
- 3類感染症は，アナルセックス後のオーラルセックス，肛門を舐めるなどの行為（プレイ）など，「肛門→口」の経路があれば感染は成立するので，性感染症の仲間である．

コラム　MSMとは……？

　MSMとは，men who have sex with menの略で，男性と性交渉をもつ男性のことを指します．腟にペニスを挿入するセックスよりも，肛門にペニスを挿入するアナルセックスの方が粘膜破綻による病原体侵入リスクが高いため，性感染症の感染リスクも高くなります．すなわち，MSMという性嗜好を持つ人は性感染症の高リスク群なのです．

　昔も今も，性的マイノリティの人々への理解が乏しい人は多数存在します．嘲笑の対象にして悦に入っている人もいるかもしれません．MSMについて自分の理解が追いつかないという方は，2007年から開設されているHIVマップ（http://www.hiv-map.net）を，ぜひ一度ご覧ください．このホームページでは，MSMの人たちについて，至って真面目な内容で分かりやすく記載されています．

　MSMの人たちの性生活を知ることは，HIV感染症をはじめとした性感染症から彼らの命を守ることにも繋がっています．

コラム　あなたの想像するセックスが，他人が意味するセックスと同じとは限らない

　腟を使って行われるセックスが多くの人が想像するセックスだと思いますが，それが全てだと思い込んでいると，口腔内病変を呈する性感染症と肛門病変を呈する性感染症を見逃します（時に，その他の部位にも病変を作りますが）．というより，全く想起できないと思います．オーラルセックスについては，平成24年度の厚生労働省作成の性感染症予防啓発ポスターでも言及されています（図1）．もちろんこの場合も，男－女間なのか，男－男間なのか，女－女間なのかは問いません．いずれのパターンでも感染は起こり得ます．MSMの間ではアナルセックスが主なセックスになるので（オーラルのみのことも当然ありますが），セックスのパートナーが男性なのか，女性なのか，はたまた両方なのかを問診することは，正確な臓器診断に必要不可欠です．

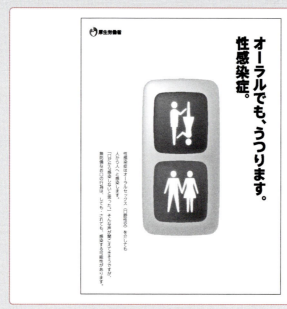

図1　「オーラルでも，うつります」

コラム　正しいセックスをしていれば性感染症は防げる？では，正しいセックスとは？

　まず最初に，客観的にみて性感染症のリスクが高いセックス・低いセックスは存在しますが，正しいセックス・間違ったセックスというものは「主観の中でしか」存在しません．セックスに「正しい」とか「適切な」という概念はなく，また「普通のセックス」なども存在しません．「普通の○○」という場合の「普通」は，大抵その人の主観的な何かであることが多く，その人以外の誰かに適用できるというものではありません．

　主なセックスの型と感染経路について図1に示しますが，これらのセックスの型の中には，診療に当たる医療スタッフ側の経験や想像を超えたものもあるかもしれません．正直，理解が難しい部分もあるかもしれません．しかし，だからと言って「そんな行為はあり得ない」，「間違っている」などと偏見を持って接すれば，その瞬間に鑑別診断の精度は落ち，患者からの信頼や協力も得られにくくなるでしょう．たとえ一人の人間として理解が難しい内容だとしても，医療のプロとして接する我々は，自分の価値観を

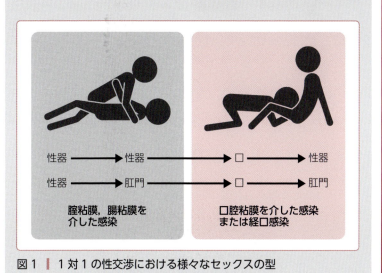

図1　1対1の性交渉における様々なセックスの型

押し通すことはせず，多様性を認め，目の前にいる患者さんは病気やケガという共通の敵に対して共に闘う仲間である，ということを再認識する必要があります（図2）．

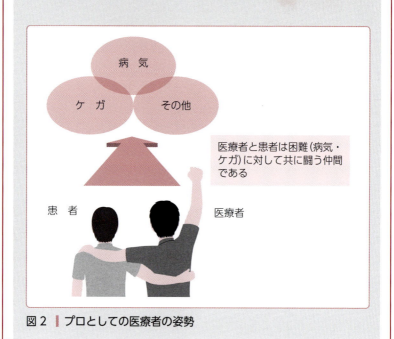

図2 ┃ プロとしての医療者の姿勢

2章

性感染症の臨床（総論）

1 性感染症を臨床感染症の基本に照らし合わせると

　臨床感染症診療の基本は，"**患者背景，臓器，原因微生物，治療，経過観察**"の5つの要素で成り立っています．何よりもまず患者背景，すなわち"普段どんな生活をしている患者さんが，どのような経過を辿って自分の目の前に現れたか"を想像し，問診で確認していきます．これは感染症診療に限りませんが**物事の本質は経過にある**ので，"目の前の症状や異常所見が，いつからどのように生じてどんな経過を辿ったか"が最も重要な点です．

　患者背景を確認できたら，次に問題の臓器を想定します．例えば，呼吸器感染症の代表格である肺炎では問題の臓器は肺ですし，尿路感染症であれば膀胱，腎臓，さらに前立腺，精巣上体などを想定して問診・身体診察を進めていきます．

　原因微生物は，肺炎を起こす細菌であれば肺炎球菌が最も多く，肺炎球菌と分かれば治療はベンジルペニシリン（商品名：ペニシリンG）が選択され，肺炎の臓器特異的なパラメーター（呼吸困難，呼吸数，咳，痰，低酸素血症など）を基に経過観察していく，という流れになります（図1）．

　このような臨床感染症診療の流れはもちろん性感染症にも応用できるわけですが，性感染症の診療では何はともあれ，**性感染症を特徴付ける様々な患者背景を理解することが重要**です（次々項「3. 性感染症診療における患者背景」参照）．

　次に，臓器は何でしょうか？　性感染症なので性器でしょうか？　いやいや，ここが性感染症の一筋縄では行かないところで，**性感染症だからと言って必ずしも性器に病変を来すとは限らない**のです．"性器症状＋性器外の臓器症状"を来すこともあれば，"性器外の臓器症状のみ"で受診して来ることもあります．したがって，「その主訴で性感染症?!」というパターンをいくつか覚えておく必要があります（「《2章》4. 性感染症診療に

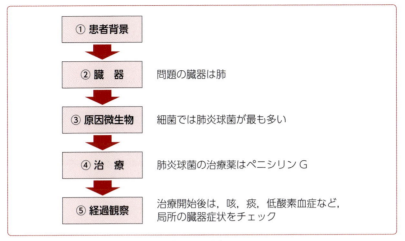

図1 ┃ 通常の感染症診療の流れ（例：肺炎）

おける臓器所見と主な原因微生物」参照）．

　さらに，原因微生物はどうでしょうか？　人間に感染症を起こす微生物は主に細菌・ウイルス・真菌・寄生虫の4種類ですが，性感染症を来す細菌としては *Treponema pallidum*（梅毒）や *Neisseria gonorrhoeae*（淋菌感染症），*Chlamydia trachomatis*（性器クラミジア感染症）などが有名で，ウイルスでは herpes simplex virus（単純ヘルペスウイルス感染症），human immunodeficiency virus（HIV 感染症），B 型・C 型肝炎ウイルス，human papillomavirus（ヒトパピローマウイルス感染症）などが挙がります．その他，寄生虫のトリコモナスなど，様々な微生物が性感染症を起こします．また，それぞれの微生物が重複感染している可能性もあるため，**1つの性感染症を診たら，ぜひ他の性感染症のスクリーニング検査も提案しましょう**（梅毒，性器クラミジア感染症，淋菌感染症，HIV 感染症，B 型・C 型肝炎など）．

　治療はそれぞれの微生物に応じた抗菌薬・抗ウイルス薬・抗真菌薬・抗寄生虫薬が選択され，治療後は症状の再発がないかフォローアップしたり，パートナーの治療を勧めたり，患者教育を行ったりしていきます．これが，臨床における性感染症診療の一連の流れになります（図2）．

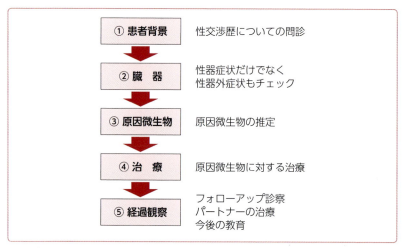

図2 ▎性感染症診療の流れ

まとめ

- 臨床感染症診療の基本は，"患者背景，臓器，原因微生物，治療，経過観察"の5つの要素で成り立つ．
- 物事の本質は経過にある！
- 性感染症の診療では，性感染症を特徴付ける様々な患者背景を理解することが重要である．
- 性感染症だからと言って必ずしも性器に病変を来すとは限らない．
- 1つの性感染症を診たら，他の性感染症のスクリーニング検査も提案する．

2 いつ性交渉歴を聴取すべきか？

　異常な尿道分泌物や異常帯下など，性器に関連する異常な症状を診たら性感染症の可能性を考え，性交渉歴の聴取に入ることは難しくないと思います．性交渉歴を聴きそびれる可能性があるとしたら，やはり**性器外症状で患者さんが来院したとき**ではないでしょうか（表1；詳細は「《3章》各性感染症の概要と検査・治療など」参照）．

　例えば，急性HIV感染症では発熱や咽頭痛，皮疹，リンパ節腫大，下痢などのよくある症状で来院することがあり，**HIV感染症を疑わないと，HIVスクリーニング検査まで辿り着くことが難しくなります**．また，梅毒や淋菌感染症でも皮疹は出現することがありますし，その他の大抵の病原体はオーラルセックスを介して咽頭に感染し，咽頭炎を起こし得ます．下痢をしていれば赤痢アメーバ症かもしれないし，淋菌などによる直腸炎

表1 ▍性器外症状の主訴からみた各性感染症

	発熱	咽頭痛（咽頭炎）	リンパ節腫大	全身の皮疹	口腔内潰瘍	関節痛（関節炎）	下痢（直腸炎）
急性HIV感染症	○	○	○	○	○	○	○
梅毒	△	○	○	○	○	△	○
淋菌感染症	△	○	×	△	×	×	○
性器クラミジア感染症	△	○	×	×	×	×	○
ヘルペスウイルス感染症	△	○	○	×	○	×	○
B型・C型肝炎	○	△	×	△	×	△	×

○：よくある主訴，△：主訴になり得る，×：ほとんどない．
HIV：human immunodeficiency virus（ヒト免疫不全ウイルス）

かもしれません．

　つまり，よくある主訴の中に性感染症は紛れているので，極端な言い方をすれば全ての人に性交渉歴を確認してもよいとは思います．ただし，地域によっては日常診療における性感染症の頻度がそう多くない場合もあり，現実的に全ての人に時間をかけて性交渉歴を聴取することが困難な場合もあるかと思います．また，例えば急性ウイルス性肝炎は前駆症状として発熱・咽頭痛などを来すため，先行する症状が起こった時点では性感染症を想起するのは難しいこともあります．ですので，臨床経過を追う中で，今まで何度も診た咽頭炎や腸炎とは何かが違うとか，なかなか治らない（難治性）とか，原因不明の……という枕詞が付いたときなどに，改めて性交渉歴を聴取するという流れでもよいかもしれません．

まとめ

- HIV 感染症や梅毒，淋菌感染症などの性感染症ではよくある症状で来院することがあり，疑わないと検査まで辿り着くことが難しくなる．
- 疑わしい症状の患者全てに性交渉歴を確認してもよいが，現実的には難しい．臨床経過を追う中で，今まで診てきた症状とは何かが違う場合や難治性の場合，原因不明の場合などに，改めて性交渉歴を聴取する流れがよいと思われる．

3 性感染症診療における患者背景

　患者背景は主に問診で探っていくことになります．性感染症で最も重要な問診はもちろん"**性交渉歴**"ですが，"**職業歴**"も重要です［CSW（commercial sex worker）かどうか，いわゆる性風俗店勤務なども含む］．性交渉歴を聴取するときの問診内容は，米国疾病予防管理センター（Center for Disease Control and Prevention：CDC）が提唱している **5P** にまとめられています[1]（表1）．性行為の相手（男性か，女性か，両方か），性行為の内容（腟性交，肛門性交，オーラルセックスなど），性行為のパートナーの数，コンドームの使用の有無など，様々な患者背景を探る必要があります．パートナーの数が多ければ多いほど，当然，性感染症の感染リスクは増加します（図1）．しかし，これらの内容は非常にプライベートなものなので，**問診には多少のテクニックが必要**です（表2）．

表1 ｜ 性交渉歴を聴取する際の5P

Partners	性交渉の相手の性別，人数，あなたのパートナーはほかにも性交渉相手がいたか，など
Practice	コンドーム装着の頻度，オーラルセックス・アナルセックスの有無
Prevention of pregnancy	どのような避妊手段をとっているか
Protection from STI	性感染症から自分を守るためにどのような方法をとっているか
Past history of STI	自身とパートナーのSTIの既往，静注薬物の使用歴，金銭や薬物をセックスの対価としたことがあるか

STI：sexually transmitted infection（性感染症）　　　　　（文献1）より引用，一部改変）

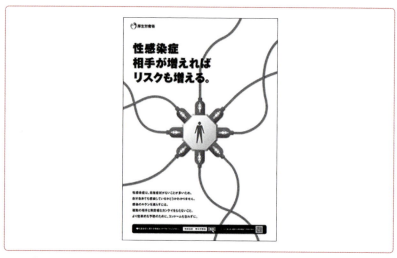

図1 「性感染症 相手が増えればリスクも増える」

1 性交渉歴の聴取の仕方

a．まずは環境調整から

　いきなり「最近，セックスはしましたか？」，「性風俗店などに勤務されていますか？」とカジュアルに聴取しても，正確な答えが返ってくる可能性は低いです．聴取する前には，まず最初に，**安心して話してもらえるようなプライベートな空間を作りましょう**．もし自分だったら，開放された空間で，ほかの誰かに聞こえるかもしれないような状況で，自分の性交渉歴について素直に話せるかと言われると，なかなか難しいものがあると思います．

　というわけで，まずは患者の個人情報が漏れない，機密性が確保された静かな部屋を準備することから始めましょう．また，**相手が未成年で保護者が付き添っている場合も工夫が必要です**．保護者のいる前で「最近，セックスしましたか？」とダイレクトに本人に聴取しても，本当の答えが返ってくる可能性は低く，微妙な空気が流れることは想像に難くありません．ですので，一通りの普段の医療面接が終わってから一旦保護者に席を

表2 ┃ 問診のテクニック

問診の場面	問診のポイント	具体的な聴き方の例
性交渉歴を聴く前に	・まずはプライベートな空間を確保する ・なぜ性交渉歴を聴く必要があるのかを伝える	「これは基本的にほかの患者さんにもお聴きしているのですが」 「プライベートな内容ですが，診断のために必要な情報なので質問させてください」 「●●さんの症状は内科の病気で起こることもありますが，実は性行為に関連した感染症でも起こることがあるんです．なのでお聴きしたいのですが，最近，性交渉はありましたか？」
性交渉歴を聴く流れになったら	・5Pを意識して聴取 ・性感染症の既往はオープンクエスチョンでは聞き出せないこともあるので，ここではクローズドクエスチョンにする	「性交渉の相手は男性ですか，女性ですか，両方ですか？」 　→もぞもぞせずにズバッと聴くのがポイント 「今までに性感染症にかかったことはありますか？」 「性交渉の相手が多ければそれだけ感染のリスクは増えるわけですが，複数のパートナーがいますか？」「あなたのパートナーはあなた以外の人ともセックスしますか？」 「コンドームを使わない性交渉では感染のリスクは増えるわけですが，コンドームは使用していましたか？　普段から使用していますか？」 「実はオーラルセックス（or 口を使ったセックス）によって，口の中や喉に病変を作ることがあるのでお聴きするのですが，そのようなセックスはありましたか？」 「実はアナルセックス（or 直腸を使ったセックス）によって，肛門や直腸に病変を作ることもあるのでお聴きするのですが，そのようなセックスはありましたか？」
今後の患者教育について（治療後の方が落ち着いて聞いてもらえる）	・今後，同じような症状で苦しまないための手段を，押し付けるのではなく，情報共有したいというスタンスで臨む ・性感染症の予防だけでなく，避妊方法なども確認する	「性感染症にならないために，どのような方法で対処していますか？」 「性交渉の際，どのような避妊方法をとっていますか？」 「ご自身の性行為についてほかに話しておきたいことはありますか？」 （診断がHIV感染症やB or C型肝炎だった場合） 「少し話は変わりますが，今回の感染症は血液を介して注射などでも感染するものです．ちょっと教えていただきたいのですが，静脈注射の薬物など使用したことはありますか？」

HIV：human immunodeficiency virus（ヒト免疫不全ウイルス）

外してもらい，本人のみの状況で問診を追加するなど，一手間掛ける必要があります．具体的には，「それでは，身体診察をするので一旦席を外していただけますか？」，「本人とだけ話がしたいので，一度席を外していただけますか？」と保護者に退席をお願いしてみましょう．

なお，まだ○○歳だから性交渉の経験はないはずだ，という類いの思い込みにも要注意です．実際，約6年ごとに全国規模で調査される，青少年の性行動全国調査2011年版によると[2]，大学男子・大学女子はおよそ半数程度に性交経験があり，高校生女子で20％程度，高校生男子では10％程度に性交経験があるとされています．中学男子，中学女子においてはさらに下がって5％を切っていますが，0％ではない点には留意しておく必要があります．一般に，腹痛の診療では「（妊娠可能年齢の）女性の腹痛を診たら妊娠を疑え」とよく言われますが，性感染症では「セックスができる年齢なら性感染症は否定されない」と考えます．高校生だから，あるいは中学生だから性交渉歴はないだろうと決めてかかることは，時に患者を危険にさらすことにもなりかねませんので，思い込みを捨てることが重要です．

もちろん逆もしかりで，「○○歳だからもうセックスはしていないだろう＝性感染症はないだろう」という思い込みも危険です．何歳になったらみんなセックスをしなくなる，という年齢はありません．事実，年齢別にみた平成28年度の性感染症報告数の年次推移では，性器クラミジア感染症，性器ヘルペスウイルス感染症，尖圭コンジローマ，淋菌感染症，梅毒を全て合わせた報告総数 52,157人／年のうち，60歳以上の患者が2,194人／年（全体の約4.2％）と報告されています[3]．ゼロではないのです．

b．環境が整ったら，いざ聴取

患者本人が安心して話せる環境が整ったら，いよいよ性交渉歴の聴取に入るわけですが，ここでもいきなり「最近，セックスはしましたか？」，「性風俗店などに勤務されていますか？」と焦って聴いてはいけません．「人は金とドラッグとセックスに関しては嘘をつく」と誰かが言っていましたが，初対面の相手に自分の性交渉について語るということは基本的にはかなりハードルが高い，ということを再認識しましょう．

まずは，「〇〇さんの症状は内科の病気で起こることもありますが，実は性行為に関連した感染症でも起こることがあるんです．なのでお聴きしたいのですが，最近，性交渉はありましたか？」といったふうに，**なぜその病歴を聴取する必要があるのか**，を説明してから問診しましょう．「皆さんにお聴きしているのですが」と，**他の患者さんにも同じように問診していることを口添え**しても良いかもしれません．その際，医療者が恥ずかしがったり，緊張しすぎたりすると，かえって相手にも不要な緊張感が伝わってしまうので，聴取する際には「興味本位で聴いているわけではなく，あなたの体の不調の原因を明らかにするために必要な情報なので，あえて聴いています」という姿勢が相手に伝わるように，**冷静に，淡々と，落ち着いた様子**で説明する必要があります．

c．性交渉歴聴取モードに入ったら，さらに深い問診に入る

性交渉歴を聴取する流れになれば，最近の性交渉の有無の2択だけではなく，先に挙げた5Pを聴取します．とは言え我々医師も，性に関する用語は普段からしょっちゅう口にする言葉ではないため，ついつい躊躇しがちです．しかし，こちらが躊躇してもぞもぞしていると，患者さんにも不要な緊張を与えますので，**曖昧な質問は避け，明確に問い掛ける必要があります**．例えば，最初のP（Partners）について問診するときには，**「性行為の相手は男性ですか，女性ですか，両方ですか？」**というふうに，相手が答えやすいように明確な選択肢を示して問診すると良いでしょう．もちろん，**なぜその質問をするのかということを最初に説明してから本題に入ることが基本**です．繰り返しますが，こういう，ちょっとした声掛けが本当に重要なのです．具体的には，「ちょっと込み入ったことをお聴きしますが……」，「プライベートな内容ですが，診断に必要な情報なので質問させてください」といった感じで断りを入れた上で問診を進めていきます．

次に，具体的な罹患臓器を正確に推定するためには，疑わしい病変部位が陰茎なのか，腟なのか，はたまた口腔内なのか直腸なのかを聴取する必要があります．例えば，**「オーラルセックスによって口の中や喉に病変を作ることがあるのですが，オーラルセックスはありましたか？」**，「アナル

セックスによって肛門や直腸に病変を作ることもあるのでお聴きするのですが，アナルセックスはありましたか？」といった感じです（Practice）．Yesであれば，それぞれ口腔内の診察，肛門や直腸の診察もしっかり行います．オーラルやアナルといった言葉が，普段からあまりに口にしないので抵抗が強いという方は，オーラルセックスを「口を使った性交渉」，アナルセックスを「直腸を使った性交渉」と言い換えてみても良いかもしれません．通じれば何でもよいと思います（頻度は低いですが，筆者の経験の中で，"性交渉"という言い回しが伝わらなかったことがあります．相手によっては，シンプルに"セックス"と言った方が伝わりやすいこともあります）．

ほかにも，「パートナーの数が多いと感染のリスクはより高くなると言われていますが，現在，性交渉のパートナーは何人いますか？」，「コンドームを使っていないと性感染症のリスクが高くなるわけですが，コンドームは使用していましたか？」というふうに説明を加えると，いきなり聴取するよりは患者さんも答えやすくなります．さらに，患者さん自身のパートナーが1人であっても，そのパートナーのパートナーが患者さんだけとは限りませんので，「あなたのパートナーはあなた以外にセックスする相手はいますか？」と追加で聴いておいた方が良いです（表2）．

繰り返しますが，性交渉歴は極めてプライベートな内容であるため，どれだけ丁寧に問診しても初日に全てを話してくれるとは限りません．日を改めて再度腰を据えて問診してみると，「実は……」とそこで初めて性交渉歴について話してくれる場合もあります．その際も，くれぐれも「最初から話してくださいよ～」などとは言わず，「ありがとうございます．よく話してくださいましたね」と，勇気を持って打ち明けてくれた患者さんに感謝の言葉を掛けるよう心掛けましょう．性感染症診療は患者と医療者の距離感が重要ですが，"病気を治す医師"だけでは，相手との距離が少し遠い気がします．そうではなく，"我々は病気・怪我という共通の敵に対して一緒に戦う仲間"なのだということをぜひ患者さんと共有しましょう（「《1章》【コラム】正しいセックスをしていれば性感染症は防げる？では，正しいセックスとは？」の図2参照）．

患者さんと医療者に気持ちの余裕があれば，避妊の方法（Prevention of pregnancy）や性感染症から自分を守る方法（Protection from STI），過去の性感染症の既往（Past history of STI）なども問診することで患者さんの生活の全体像が見えてきます．全体像が見えてきたら，それぞれの患者さんに応じたケアやアドバイスがおのずと見えてくると思います．

2 渡航歴の重要性

上記に加えて，意外に見落とされがちなのが「渡航歴」かもしれません．実は，渡航歴が性感染症を疑うきっかけの一つであることはあまり知られていません．2010年のメタアナリシスでは，渡航者の約20％が行きずりの性交渉を経験し，そのうち約50％がコンドームを使用しない性交渉（いわゆる unprotected intercourse）だったと報告されています[4]．よって，渡航歴があれば性感染症の可能性を考え，性感染症を疑ったら渡航歴を聴取する，という流れを意識するようにしましょう．渡航地域も参考になります．例えば，HIV感染症はアフリカで最も罹患率が高く，その他の地域での性交渉に比べてHIV感染症の罹患リスクが高くなります．もちろん，その性交渉の詳しい内容，特にコンドームを使ったかどうか（safer sex だったかどうか）なども聴取することで，リスクの見積もりはより正確になります．

逆に，渡航歴のある患者の主訴は何かご存じでしょうか？ "1位：下痢34.0％，2位：発熱23.3％，3位：皮膚症状19.5％，4位：呼吸器症状10.9％，5位：生殖器関連2.9％" といわれています（表3）[5]．5位に生殖器関連の主訴が入っていることは渡航中の性感染症罹患を示唆しますが，1位の下痢も，2位の発熱も，3位の皮膚症状も，全て性感染症で認め得る主訴である点に注目してください（特に，急性HIV感染症では発熱，下痢，皮膚症状の全てを呈する可能性があります．患者背景により検査前確率は上下するものの，これらの主訴では急性HIV感染症は常に鑑別診断に入ってきます）．つまり，普段の診療から，"発熱・下痢・皮疹" のいずれかの訴えがある患者さんでは，渡航歴と性交渉歴を追加で聴取す

表3 ｜ 渡航歴がある患者の主訴

主　訴	割合(%)
1位：下　痢	34.0
2位：発　熱	23.3
3位：皮膚症状	19.5
4位：呼吸器症状	10.9
5位：生殖器関連	2.9

（文献5）より引用）

ることが推奨されるのです．渡航と性交渉の深い関係は，この辺りからも感じ取ることができますね．

まとめ

- 性感染症で最も重要な問診はもちろん"性交渉歴"であるが，"職業歴"も重要である．
- 性交渉歴を聴取するときの問診内容は，CDCが提唱している"5P"にまとめられている．
- 問診の際は，安心して話してもらえるようなプライベートな空間を作り，相手が未成年で保護者が付き添っている場合には，本人のみの状況で問診を追加するなど，工夫が必要である．
- 大学男子・大学女子はおよそ半数程度，高校生女子で20％程度，高校生男子では10％程度に性交経験があるとされ，中学男子，中学女子でも0％ではない点には留意しておく必要がある．
- 「○○歳だからもうセックスはしていないだろう＝性感染症はないだろう」という思い込みは危険である．
- 「なぜ性交渉歴を聴取する必要があるのか」を説明してから，冷静に，淡々と，落ち着いた様子での問診を心掛ける．
- 性交渉歴について曖昧な質問は避け，明確に問い掛ける．
- どれだけ丁寧に問診しても，初日に全てを話してくれるとは限らない．勇気を出して打ち明けてくれた患者には，感謝の言葉を掛けるよう心掛ける．

- 渡航者の約 20 ％が行きずりの性交渉を経験し，そのうち約 50 ％がコンドームを使用しない性交渉なので，"渡航歴"の聴取は重要である．
- 普段の診療から"発熱・下痢・皮疹"のいずれかの訴えがある患者では，渡航歴と性交渉歴を追加で聴取することが推奨される．

文 献

1) CDC : Sexually Transmitted Diseases Treatment Guidelines, 2015. MMWR Recomm Rep 64 : 1-137, 2015（PMID : 26042815）
2) 日本児童教育振興財団内日本性教育協会（編）：「若者の性」白書 第 7 回 青少年の性行動全国調査報告．小学館，2013
3) 厚生労働省ホームページ．性感染症報告数．http://www.mhlw.go.jp/topics/2005/04/tp0411-1.html（accessed 2017-12-21）
4) Vivancos R, et al. : Foreign travel, casual sex, and sexually transmitted infections : systematic review and meta-analysis. Int J Infect Dis 14 : e842-e851, 2010
5) Leder K, et al. : GeoSentinel surveillance of illness in returned travelers, 2007-2011. Ann Intern Med 158 : 456-468, 2013

4 | 性感染症診療における臓器所見と主な原因微生物

　性感染症はもちろん性器に病変を作るわけで，代表的な症候としては尿道炎や陰部潰瘍などがあります．これらの症状から性感染症を疑うことはあまり困難ではないですし，むしろ患者さんも最初から泌尿器科や婦人科を受診するかもしれません．一方で，**性器に病変を作っても自覚症状が乏しい場合や，そもそも性器外病変で来院する場合には，最初から性感染症と診断すること**が難しいこともあります．

　例えば，咽頭痛で受診する淋菌感染症や急性ヒト免疫不全ウイルス（human immunodeficiency virus：HIV）感染症，リンパ節腫脹で受診する梅毒や急性HIV感染症，皮疹で受診する梅毒や急性HIV感染症（こうしてみると，急性HIV感染症と梅毒の臨床症状の多彩さが際立ちます），関節痛で受診するウイルス性肝炎や播種性淋菌感染症など，日常診療でよくある主訴の中に性感染症が紛れている可能性は十分あるのです．主な性感染症の性器外症状について表1に示します．上記の性器以外の症状を呈する患者を診た場合に，もしかしたら性感染症の可能性もあるかも，と思いながら性交渉歴を聴取しておくことで，後の診断の手掛かりになるかもしれません（もしくは初診時に聴き出せなくても，経過を見ていく段階で聴取できるかもしれません）．

　微生物に目を向けると，細菌から寄生虫まで様々な微生物が性感染症を起こしますが，他の感染症と比べた場合の特徴としては**複数の微生物が同時に感染していることが珍しくない**，ということです．例えば，クラミジアと淋菌の共感染や，HIVと梅毒トレポネーマの共感染など，複数の微生物が同時に感染症を起こし得る，ということをまずは知識として知っておく必要があります．よって，**性感染症を1つ見つけたら（たとえ他の症状がなくても），スクリーニングも兼ねて他の性感染症も検査しておく**，というのが一般的なプラクティスになります．

表1 ┃ 性器外症状を来す性感染症の主な原因微生物

性器外症状	主な原因微生物
結膜炎	N. gonorrhoeae, C. trachomatis, T. pallidum, HSV-1, 2
咽頭炎	N. gonorrhoeae, C. trachomatis, HIV, T. pallidum, HSV-1, 2
関節炎	HBV, HCV, HIV, N. gonorrhoeae
全身の皮疹	T. pallidum, HIV, N. gonorrhoeae
神経症状	T. pallidum
肝周囲炎	N. gonorrhoeae, C. trachomatis
直腸炎	N. gonorrhoeae, C. trachomatis, HIV, T. pallidum, HSV-1, 2, Entamoeba histolytica
感染性心内膜炎	N. gonorrhoeae

N. gonorrhoeae：Neisseria gonorrhoeae, C. trachomatis：Chlamydia trachomatis, T. pallidum：Treponema pallidum, HSV：herpes simplex virus（単純ヘルペスウイルス），HBV：hepatitis B virus（B型肝炎ウイルス），HCV：hepatitis C virus（C型肝炎ウイルス）．

1 女性の性感染症

a．特　徴

　女性の性器症状としては，**子宮頸部に感染が生じて子宮頸管炎を起こすことが多い**のが特徴です．もちろん，オーラルセックスやアナルセックスがあれば，口腔内や肛門・直腸に病変を作ることもあります．通常は，帯下量の増加や臭いの変化，性交時痛，不正出血といった病歴があれば，子宮頸管炎を疑い，子宮頸部の圧痛の有無や腟壁の炎症所見を調べ，腟分泌物の微生物学的検査を行います．症状によっては原因微生物を推定することはある程度可能ですが（表2），**確実な診断・治療のためには検査で原因微生物を特定することが重要**です．診断には，腟分泌液を用いた淋菌・クラミジアの遺伝子検査［real time PCR（polymerase chain reaction）法，TaqMan PCR法，SDA（standard displacement amplification）法，TMA（transcription mediated amplification）法，QProbe法など］が有用です．このうち，淋菌性咽頭炎にはTaqMan PCR法，SDA法，TMA法のみが保険適用での使用が可能です．

　ところで，性感染症を疑ったとして，腟分泌液はどのように採取すれば

表2 ｜ 性器症状から推定される原因微生物

	自覚症状	性感染症としての原因微生物
尿道炎	排尿時痛，陰部の掻痒感，頻尿，残尿感，異常な尿道分泌物，腟分泌物	*N. gonorrhoeae*, *C. trachomatis*, HIV, *T. pallidum*, HSV-2
子宮頸管炎	帯下増加，性交時痛，性交時出血，不正出血（無症状のこともある）	*N. gonorrhoeae*, *C. trachomatis*, *T. pallidum*, HSV-2, *M. genitalium*
陰部潰瘍	有痛性潰瘍・水疱 無痛性潰瘍・隆起病変	HSV-2 *T. pallidum*
陰部隆起性病変	尖圭コンジローマ 伝染性軟属腫	HPV *Molluscum contagiosum*

M. genitalium：*Mycoplasma genitalium*, HPV：human papillomavirus（ヒトパピローマウイルス）.

良いのでしょうか？ 実は，腟のスワブ検査と子宮頸部のスワブ検査で感度・特異度に差はなく[1]，さらに臨床医が採取しても患者自らが採取しても感度・特異度に差はないとされています[2,3]．ですので，**産婦人科診察に自信がなければ，患者さん自身に腟分泌液を採取してもらう方法も有用**です．可能であれば総合診療医も女性器診察が行えることが望ましいとは思いますが，日本では産婦人科に紹介することが多いので，迷ったら相談・紹介する閾値を下げて対応してよいと思います（そう言いながら実は，わざわざ腟分泌液検体を用いなくても，尿検体を用いた遺伝子検査で十分な感度・特異度が得られることが知られています[4]．しかし，男性の尿には保険適用があっても，女性の尿には保険適用がありません．なぜでしょうね……？）．

b．性器クラミジア感染症，淋菌感染症について

性器クラミジアや淋菌による活動性の子宮頸管炎などがあっても女性では無症状のことが多く，知らない間に上行感染が広がっていって，後述する骨盤内炎症性疾患（pelvic inflammatory disease：PID）や肝周囲炎（Fitz-Hugh Curtis症候群）を発症して初めて自覚症状が出現することがあります（その場合は腹痛を主訴に来院します）．これらの病態を引き起こす**性器クラミジア感染症や淋菌感染症は異所性妊娠や不妊症の原因にも**

なるため，**無症状であっても感染が確認されれば治療対象とすべき感染症**です．妊婦が感染している場合は子宮収縮を促し流産・早産の原因になったり，産道感染により新生児が *C. trachomatis* による結膜炎や肺炎を起こす危険まであります．

　以上のように，淋菌やクラミジア感染は無症状であっても女性に多大な負担を強いる感染症ですので，早期発見・早期治療が重要です．しかし，無症状が故に自分が感染していることを知らずに過ごしている性的活動期の女性を，どのように拾い上げれば良いのでしょうか……？ 残念ながら，今の日本では効率的に拾い上げするシステムは存在しません．

　2014年の米国予防医療専門委員会（United States Preventive Services Task Force：USPSTF）では，24歳以下の性的活動のある女性，また25歳以上でも感染のリスクが高い女性に，無症状であっても性器クラミジア感染症と淋菌感染症のスクリーニングを行うことを推奨しています[5]．日本では，保健所などでHIV感染症や梅毒と一緒に匿名・無料でスクリーニング検査が可能です．ただし，クラミジアについては抗体検査や抗原検査は行っていますが，遺伝子検査は行われていません．抗体検査・抗原検査は遺伝子検査と比べると診断への有用性は低く，保健所での確定診断は難しいのが現状です．やはり，**正確に調べるためには医療機関を受診することが必要**になってきます．

2 男性の性感染症

a．特 徴

　男性の性器症状の特徴としては，通常の腟を使ったセックスでも，オーラルセックス，アナルセックスでも常に尿道が体液に曝露されるため，**尿道炎を生じやすい**ということです．尿道に入った微生物がさらに奥へと侵入すると，前立腺炎，精巣上体炎なども起こします．また，MSM（men who have sex with men）の人ではアナルセックスの攻め（肛門に挿入する側，またの名をタチ）であれば主に尿道炎に罹患しやすいのですが，**受け（肛門に挿入される側，またの名をネコ，ウケ）であれば直腸炎の可能**

性もあり得るため，それぞれの行為に応じて想定される罹患部位を診察しましょう．

淋菌感染症の診断において，迅速性や簡便性に優れ，感度・特異度共に高い微生物学的検査がグラム染色です．一方，クラミジアはグラム染色では染まらないので，**性感染症診療におけるグラム染色の最大の利点は"そこに淋菌がいるかどうかが判別できる"**ということです．しかし，グラム染色で淋菌感染症と診断してもクラミジアとの共感染の可能性もあるため，通常はクラミジアの遺伝子検査も一緒に行う必要があります．淋菌のグラム染色の感度が高いとは言え，それでも80％程度との報告もあるため[6]，グラム染色が陰性でも一応，淋菌の核酸増幅検査も提出します．なお，男性の微生物学的検査では検体は初尿を用います．排尿後の検査では偽陰性のことがあるため，たとえ陰性でも再検査を提案しなければならなくなります[7]．

b．男性の尿路感染症を診たら？

一般に，男性は女性に比べて，①尿道と肛門の距離が遠いため菌が侵入しにくく，②尿道が長いので菌が入っても膀胱に到達しにくい，という解剖学的な特徴により，尿路感染症を起こすことはまれです．**にもかかわらず，男性が排尿時痛や頻尿などの症状で受診した場合には，「何かおかしい……」と思うことが大事**です．「はいはい，よくある膀胱炎ですね」と診断を早期閉鎖せず，まずは性感染症に起因する尿道炎の可能性を考えましょう．

発熱していれば，前立腺肥大症や尿管結石に起因する急性腎盂腎炎や，前立腺炎，精巣上体炎を考え，男性で尿路感染症を疑ったら必ず**"複雑性尿路感染症"**として腰を据えて診療する必要があります．ちなみに，前立腺炎や精巣上体炎は腸内細菌科の細菌感染症としても起こりますが，性感染症でも起こり得るので，両者を診断した際もやはり性交渉歴の聴取に戻る，という流れになります．

3 性器症状

a．尿道炎

性感染症における尿道炎の臨床症状は，**排尿時痛，尿道分泌物の排出，尿道不快感，尿道掻痒感**などです．解剖学的に男性の方が症状の訴えが多く，女性でも尿道炎は起こり得ますが，多くは子宮頸管炎などと合併して起こってきます．尿道炎はかなりの不快感を伴うことから，症状が強い場合は夜間に救急外来を受診して来ることもあります．曝露から発症までの潜伏期間や自覚症状からある程度鑑別が可能ですが（**表3，4**），**確定診断**

表3 ┃ 尿道炎を起こし得る微生物

Neisseria gonorrhoeae（淋菌）
Chlamydia trachomatis（トラコーマクラミジア）
Mycoplasma genitalium（マイコプラズマ・ゲニタリウム）
Trichomonas vaginalis（腟トリコモナス）
Herpes simplex virus (type 1, 2)（単純ヘルペスウイルス1型，2型）
Adenovirus（アデノウイルス）
Ureaplasma urealyticum（ウレアプラズマ・ウレアリチカム）

表4 ┃ 尿道炎を起こす代表的な微生物の特徴・検査，治療

	淋菌	クラミジア	マイコプラズマ ウレアプラズマ
潜伏期間	3〜7日間	1〜3週間	1〜5週間
発症様式	急性	比較的緩やか	比較的緩やか
臨床症状	強い排尿時痛	軽い排尿時痛 尿道の掻痒感・不快感	軽い排尿時痛 尿道の掻痒感・不快感
尿道分泌物の性状	中等量 膿性	なし〜少量 漿液性〜粘液性	少量 サラサラ〜ねばねば
検査	尿グラム染色 核酸増幅検査	核酸増幅検査	尿の核酸増幅検査 （保険適用外）
治療	CTRX 1 g 単回静注	AZM 1 g 単回内服 DOXY 1回 100 mg を 1日2回，7日間	AZM 1 g 単回内服

CTRX：ceftriaxone（セフトリアキソン），AZM：azithromycin（アジスロマイシン），DOXY：doxycycline（ドキシサイクリン）．
（日本性感染症学会ガイドライン委員会：性感染症診断・治療ガイドライン 2016．日性感染症会誌 27（1 Suppl）より筆者作成）

```
尿道炎 ┬ 淋菌性尿道炎    ┬ クラミジア性尿道炎
      └ 非淋菌性尿道炎  │
                        │                    ┬ Mycoplasma genitalium
                        └ 非クラミジア性     │ Trichomonas vaginalis
                          非淋菌性尿道炎     └ その他
```

図1 尿道炎の分類

には**培養，遺伝子検査が必要です**（淋菌はグラム染色が有用）．ちなみに，淋菌を想定して尿または尿道分泌物の培養を提出する場合には，冷蔵保存せずに室温保存することが重要です．なぜなら，淋菌は冷蔵保存すると死滅してしまうためです．

尿道炎は原因微生物によって推奨治療薬が異なり，大きくは淋菌性尿道炎とそれ以外に分けられます．淋菌以外の微生物による尿道炎を非淋菌性尿道炎（non-gonococcal urethritis：NGU）と呼び，NGUの中で最も多い病原微生物はクラミジア（*Chlamydia trachomatis*）です．また，淋菌性でもない，クラミジア性でもない尿道炎を，非クラミジア性非淋菌性尿道炎（non-chlamydial NGU：NCNGU）と呼び，最近では *Mycoplasma genitalium* などが注目されています（図1）．

b．腟　炎

腟炎では主に搔痒感や異常帯下を来します．日本では，多くの人は婦人科を受診しますが，婦人科受診，泌尿器科受診のハードルが高いと考える人も多いため，最初は普段のかかりつけ医のクリニックに相談に来るパターンもあるかと思います．腟炎（カンジダ腟炎，トリコモナス腟炎）の主な原因微生物は *Candida* 属（*C. albicans* や *C. glabrata*）と *Trichomonas vaginalis*，細菌性腟症の原因微生物は主に *Gardnerella vaginalis* です．この中でカンジダ腟炎と細菌性腟症は厳密には性感染症ではなく，パートナー検診も通常は不要です．一方，トリコモナス腟炎は性行為によって感染します．

実際の患者さんを診療する際には，クスコ式腟鏡を用いた腟壁や子宮頸部の観察が診断に有用ですが，扱いに慣れていない場合は自覚症状や腟分泌物の性状だけでも診断の一助となります．そして，いざ診察する際は医

表5 ▍腟炎および細菌性腟症の比較

症　状	カンジダ腟炎	トリコモナス腟炎	細菌性腟症
帯下増加	++	+++	++
掻痒感	++	++	−
帯下所見	チーズ様 白色	泡状 黄色〜黄緑	漿液性 灰色
pH	酸性	アルカリ性	アルカリ性
臭い	−	魚様	魚様

（井上真智子（編）：女性の救急外来 ただいま診断中！，中外医学社，2017，p61 より引用）

表6 ▍陰部潰瘍を起こす感染症と非感染症

感染症	非感染症
梅毒 ヘルペスウイルス感染症 軟性下疳 （以下は原因としてはまれ） 　HIV感染症，鼠径リンパ肉芽腫症	Crohn病 尋常性乾癬 天疱瘡 類天疱瘡 Behçet病 癌，薬剤性

師一人で診察せず，**必ず女性看護師に付き添ってもらいましょう（特に医師が男性の場合は必ず）**．患者さんには仰臥位または側臥位になってもらい，腰から下を大きめのタオルで覆って準備します．そしてまずは，視診で外陰部や腟分泌液の性状に異常がないか観察します．尿試験紙を用いて腟分泌液を調べる方法も鑑別に有用であり，腟分泌液のpHが4.5未満であればカンジダ腟炎が，5.0以上であればトリコモナス腟炎または細菌性腟症が疑われます（表5）（腟内は通常，酸性に保たれています）．手技に慣れている医師が直接鏡検を行い，元気に（?）泳ぐ *T. vaginalis* を観察できれば，その時点でトリコモナス腟炎と診断することができます．腟炎の診療は，やはり圧倒的に婦人科医の方が経験豊富ですので，**必要に応じて早めに婦人科に紹介してしまってもよい**と思います．

c．陰部潰瘍

　陰部潰瘍を来す疾患は多岐にわたり，必ずしも性感染症とは限りません（表6）．自覚症状としては潰瘍部の痛みが起こることが多いのですが，あ

まり痛まないものもあります．性感染症における有痛性潰瘍では単純ヘルペスウイルス（herpes simplex virus：HSV）感染症が，無痛性潰瘍では梅毒がまず想起されます．潰瘍部の滲出液のギムザ染色（いわゆるTzanck test）で巨細胞が見られれば，HSV 感染症の診断に寄与します．ただし，巨細胞は水痘・帯状疱疹ウイルス（varicella-zoster virus：VZV）でも見られるので，HSV か VZV かを正確に判定するには潰瘍部のスワブを用いて遺伝子検査を行う必要があります．2017 年現在，検体が粘膜・角膜の場合の HSV-DNA の検出は保険適用があります（検体が髄液の場合には保険適用が認められていません）．

　また，潰瘍があるとそこから二次性の細菌感染を起こしたり，新たな微生物が侵入しやすくなったりします．有名なところでは，梅毒に罹患していると HIV にも感染しやすいことが知られています．

　"潰瘍"ではありませんが，陰部に隆起性の乳頭状病変を認めたら，ヒトパピローマウイルスによる尖圭コンジローマを疑います．発赤，搔痒感に加えて酒かす様の分泌物があれば，カンジダ腟炎±外陰部炎を考えます．陰部に痛みがある場合の多くはヘルペスウイルス感染症のことが多いですが，バルトリン腺膿瘍のこともあります．バルトリン腺膿瘍ではリドカイン（商品名：キシロカイン）で局麻後に，皮膚側から（腟壁側ではなく）ドレナージを要する場合もあります．こちらも，不慣れな場合は産婦人科にコンサルトしてよいと思います．

4　性器外症状

a．咽頭痛

　咽頭痛で受診した患者の診断では，ウイルス性咽頭炎を含めたかぜ症候群の可能性が圧倒的に高いと思います．では，どういうときに性感染症由来の咽頭痛を疑えば良いのでしょうか？　一つは，通常のかぜ・ウイルス性咽頭炎にしては治りが悪い場合，あとはオーラルセックスがあった場合，特に性風俗店勤務を含めた不特定多数の人との接触があった場合です．

表7 | 口腔内潰瘍の鑑別

感染症	非感染症
梅毒，HIV感染症，ヘルペスウイルス感染症，ヘルパンギーナ，手足口病，水痘，帯状疱疹，結核，口腔カンジダ症，EBV感染症，パラコクシジオイデス症，ヒストプラズマ症	SLE，扁平上皮癌，扁平苔癬，多形紅斑，急性骨髄性白血病，Sweet病，IgA欠損症，リンパ腫，Crohn病，多発血管炎性肉芽腫症，尋常性天疱瘡，類天疱瘡，外傷性潰瘍，再発性アフタ性潰瘍，Behçet病，好中球減少症，ビタミンB群欠乏症
〈有痛性潰瘍で想起される疾患〉 ヘルペスウイルス感染症，ヘルパンギーナ，手足口病，口腔カンジダ症，パラコクシジオイデス症，ヒストプラズマ症，外傷性潰瘍，再発性アフタ性潰瘍，Behçet病	

HIV：human immunodeficiency virus（ヒト免疫不全ウイルス），EBV：Epstein-Barr virus，SLE：systemic lupus erythematosus（全身性エリテマトーデス），IgA：immunoglobulin A（免疫グロブリンA）．

　代表的な原因微生物は淋菌とクラミジアですが，ヘルペスウイルスや梅毒トレポネーマも咽頭炎を起こします．そして，忘れてはいけないのが急性HIV感染症です．この時点で発見しておけば本人にとっては早期治療により後天性免疫不全症候群（acquired immunodeficiency syndrome：AIDS）を発症することなく，残りの人生を全うできるという恩恵が得られますし，新たな感染者を減らすことができるという社会的な恩恵も得られます．また，commercial sex worker（CSW）の場合は職業柄繰り返し罹患することもあります．咽頭炎と診断された患者の病歴で"繰り返す""難治性""CSWである"といったキーワードが認知されたら，性感染症の可能性も一度考えるべきでしょう．

b．口腔内潰瘍

　口腔内潰瘍の鑑別は多岐にわたります（表7）．潰瘍部に痛みを伴うかどうかが鑑別にある程度有効ですが，それだけで全て判別できるものでもありません．見た目にある程度特徴を有するものもあるので，病歴と合わせれば病名をある程度推定することはできるかもしれません[8]．

　性感染症に起因する口腔潰瘍では，"痛い＝ヘルペス感染症，痛くない＝梅毒"と考えるのがセオリーですが，ここでもHIV感染症を鑑別に挙げるのを忘れてはいけません．渡航歴があれば，パラコクシジオイデス症

（中南米）やヒストプラズマ症（米国・ミシシッピー川流域，中南米・アマゾン川流域，東南アジア・メコン川流域）の可能性も考慮します（実はヒストプラズマ症は渡航歴のない国内発症例も報告されているのですが，専門的になりすぎるので今回は割愛します）．

さて，第1期梅毒で見られる初期硬結・硬性下疳は通常は痛みがなく，あっても軽度であるため，"痛くない潰瘍性病変"を診たら第1期梅毒の可能性を考えたいところです．梅毒の感染経路は皮膚や粘膜の小さな傷を介した接触感染です．よって，アナルセックスやオーラルセックスを契機に感染した場合は，肛門部や口腔粘膜・舌などに第1期梅毒の潰瘍性病変を生じることがあります（ただし，口腔内潰瘍は第2期梅毒の病変としても出現し得るため，口腔内潰瘍のみでの病期の推定は困難です）．また，口腔粘膜や陰部以外，皮膚そのものにも第1期病変を生じ得ることもあります．性交渉歴の有無を簡単に聴取するだけではこれらの病変を説明することはできず，どのようなやり方でどのような行為を行ったのか，つまり，粘膜や皮膚に体液が直接触れるような行為があったのかどうか，詳細な問診が診断の一助となります．

もちろん，原因は何であれ，2週間以上続く潰瘍を診たら悪性腫瘍の可能性がありますので，生検を考慮して歯科・口腔外科に紹介することも忘れないようにしましょう．

とは言え現実には，癌と思って生検したところ，パラコクシジオイデス症だったというケースも報告されており[9]，やはり渡航歴も含めた詳細な病歴聴取が重要と言えます．しかも，パラコクシジオイデス症は流行地を離れていても，発症までの期間が平均15.3年とかなり長めであり，「最近，海外に行きましたか？」という問診では聴き漏らすリスクがあります．「今まで海外に居住していたことはありますか？」という聴き方を追加した方が良いかもしれません．

c．リンパ節腫脹

急性にリンパ節腫脹を来す疾患は多岐にわたります．腫脹するリンパ節の部位は頸部が最も多く，その中にはもちろん性感染症も鑑別に入ってきます（表8, 9）．このうち，性感染症で注意が必要なものは梅毒と急性

表8 リンパ節腫脹を来す疾患

患者背景		想定される疾患
動物接触	ネコ	ネコひっかき病，トキソプラズマ症
	ウサギ	野兎病
	ネズミ	レプトスピラ症
汚染された淡水		
ダニ，森林・草むら		リケッチア感染症，ライム病，SFTS
生肉摂取		トキソプラズマ症
生乳・チーズなどの摂取 乳牛やラクダへの接触		ブルセラ症
若年女性		菊池病，SLE，Sjögren症候群
渡航歴	アフリカ	リーシュマニア症，デング熱，結核
	東南アジア，南米	デング熱，リーシュマニア症，結核
	北中米	ライム病，ヒストプラズマ症，コクシジオイデス症
性行為関連		急性HIV感染症，梅毒
薬剤		薬剤アレルギー

SFTS：severe fever with thrombocytopenia syndrome（重症熱性血小板減少症候群）

表9 リンパ節腫脹で悪性を疑う所見

・40歳以上 ・4〜6週間以上続く腫脹 ・2か所以上の全身性リンパ節腫脹 ・男性	・8〜12週間後も元の大きさに戻らない ・鎖骨上リンパ節腫脹 ・発熱，夜間の発汗，体重減少，肝脾腫を伴う ・白人

(Gaddey HL, et al.：Am Fam Physician 94：896-903，2016 より引用)

HIV感染症です．HIVに感染すると，約1か月前後の潜伏期間を経て急性HIV感染症を発症します．発熱，咽頭痛，リンパ節腫脹，皮疹など非特異的な症状で来院するため，HIV感染の可能性を想起できないと絶対に診断に辿り着けません．さらに，第2期梅毒も全身症状が出現し得るので，鑑別に入れていないと原因不明のリンパ節腫脹などで生検されてしまうかもしれません．そして，忘れてはいけないのが**結核性リンパ節炎**です．結核は梅毒同様に，リンパ節に関わらず全身の臓器症状を来し得ます．特に，HIV感染症があると結核に罹患しやすくなるため，**HIV感染症の患者さんを診たら常に結核の可能性を考える**，ということがポイント

表10 ┃ 反応性関節炎の原因微生物

消化管感染症
Shigella 属：*S. sonnei, S. boydii, S. flexneri, S. dysenteriae* *Salmonella* 属 *Yersinia* 属：*Y. enterocolitica, Y. pseudotuberculosis* その他：*Clostridium difficile, Campylobacter coli*, 一部の病原性大腸菌
生殖器・尿路感染症
Chlamydia trachomatis, Ureaplasma urealyticum, Mycoplasma genitalium
呼吸器感染症
Chlamydophila pneumoniae

(文献11) より引用)

です．

d．関節痛

　関節痛を来す性感染症には，播種性淋菌感染症や急性ウイルス性肝炎があります．急性HIV感染症でも関節痛は起こり得ます．播種性淋菌感染症では，非対称性の関節炎や四肢の丘疹や膿疱も来します[10]．急性ウイルス性肝炎の25％では倦怠感，筋肉痛，関節痛，頭痛といった症状を認めます．

　また，反応性関節炎といって，クラミジア感染症罹患後に反応性に関節炎を起こすことがあります（そのほか，赤痢菌，サルモネラ，カンピロバクター，エルシニア感染後でも起こることがあります）（表10)[11]．反応性関節炎であれば大多数は自然に改善しますが，消炎鎮痛薬を要したり，サラゾスルファピリジンやメトトレキサートといった関節リウマチと同様の治療薬を要したりする場合もあります．なお，ただ単に関節が痛い"関節痛"と，発赤・腫脹・熱感などを伴う"関節炎"とはしっかりと区別しておきたいところです（関節痛と関節炎では鑑別疾患が変わってきます）．

e．皮　疹

　皮疹を来す性感染症には梅毒，急性HIV感染症，急性ウイルス性肝炎などがあります．発熱と皮疹の組み合わせは性感染症であることも多く，これに咽頭痛，関節炎などが加わると，なおさら性感染症の可能性が高くなります．"皮疹＋咽頭痛"，"皮疹＋関節痛"，"皮疹＋発熱"で性感染症

表11 ┃ 手掌に皮疹を来す疾患

感染症	手足口病，第2期梅毒，先天梅毒，感染性心内膜炎，髄膜炎菌菌血症，発疹チフス，（天然痘）
非感染症	脂漏性角化症，掌蹠膿疱症，末端黒子型黒色腫，GVHD，川崎病，Stevens-Johnson症候群

GVHD：graft versus host disease（移植片対宿主病）

表12 ┃ 発熱＋皮疹＋ショックの鑑別

感染症	・菌血症（肺炎球菌，髄膜炎菌，インフルエンザ桿菌，*Vibrio vulnificus*，*Capnocytophaga* 属，*Aeromonas* 属，*Clostridium perfringens* など） ・毒素性ショック症候群 ・感染性心内膜炎 ・節足動物媒介感染症（つつが虫病，日本紅斑熱，SFTS）
アレルギー	アナフィラキシーショック

を鑑別に挙げるのは，臨床におけるセオリーの一つです．もし，皮疹に加え"発熱＋咽頭痛＋関節痛"が揃ってくるようであれば，どんな相手であろうと，筆者はもう性交渉歴を聴かずにはいられません（もちろん，そうやって意気込んでも，実際には性感染症でないことはままありますが……）．

さて，**性感染症で皮疹といえば，まずは梅毒**です．梅毒の皮疹は主に第2期梅毒で特徴的で，全身に出現することが多いのですが，局所のみに出現することもあります．手掌や足底に皮疹が出現すると梅毒の可能性が上がりますが，もちろん，手掌の皮疹を来す他の疾患との鑑別も大切で，周囲の流行状況や性交渉歴を加味した詳細な病歴聴取が重要です（表11）．

ここで，性感染症からは少し離れますが，皮疹の診断について少し説明を追加します．皮疹の患者さんの鑑別にはもちろん性感染症を挙げるべきですが，"発熱＋皮疹"の組み合わせで受診して来た場合は特別に警戒する必要があります．まず，**患者さんが"発熱＋皮疹"で来院して来た場合には，何よりもまずバイタルサインの確認が重要です**．なぜなら，"発熱＋皮疹＋ショック"を呈する疾患には致死性疾患が含まれるからです（表12）．診療所であれば速やかに総合病院への転送準備が必要で，総合病院

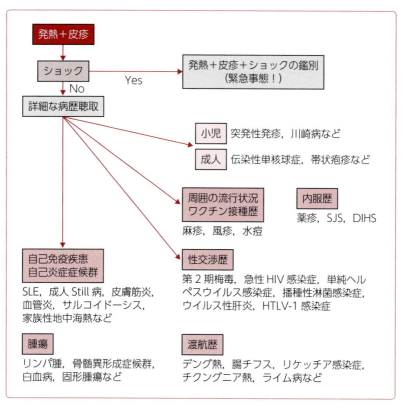

図2 ▎発熱＋皮疹の鑑別フローチャート

SJS：Stevens-Johnson syndrome，DIHS：drug-induced hypersensitivity syndrome（薬剤性過敏症症候群），HTLV：human T-lymphotropic virus（ヒトTリンパ球向性ウイルス）．

であれば蘇生開始および緊急入院の準備が必要になります．ショックを合併してなければ，次に感染力の高い疾患かどうかを考えながら詳細な病歴聴取へ移ります．中でも，麻疹や水痘は空気感染を来すため，この2疾患の可能性は常に考えるようにしましょう（図2）．これらの疾患は流行性疾患ですので，流行しているという事前情報があれば診断に有用です（もちろん，ない場合もあります）．また，発熱・皮疹から麻疹または水痘を疑ったら，その時点で迷わず空気感染対策を取るべきです（違ったら解除すればよいだけですが，逆にもし麻疹または水痘だったのに空気感染対

表13 ｜ 女性の下腹部痛の鑑別疾患

女性に特有の疾患	子宮内膜炎，卵管卵巣膿瘍，ダグラス窩膿瘍，骨盤腹膜炎，卵巣嚢腫茎捻転
男女共通の疾患	虫垂炎，憩室炎，腸炎，尿管結石

策を取らなかった場合は，多数の院内感染者を出すおそれがあります）．他の患者さんや医療スタッフへの曝露を避けるため，診察室や患者待機場所を別にする，患者さん自身にサージカルマスクを装着してもらう，医療者はN95マスクを装着する，などの対応が必要になってきます．

　上記のいずれにも当てはまらず，皮疹の原因がどうも性感染症らしいとなれば，ほぼ緊急性が乏しい疾患ばかりですので，落ち着いて診察する時間的余裕が出てきます．

　HIV感染に関連した疾患だとすると，その皮疹は急性HIV感染症かもしれないし，淋菌感染症や梅毒，ウイルス性肝炎などの性感染症かもしれません．もしかしたらカポジ肉腫やリンパ腫などの悪性疾患かもしれないし，プロテアーゼ阻害薬などの抗HIV薬の副作用かもしれません．このように，HIV感染症の患者さんでは鑑別はさらに多岐にわたります．

f．腹　痛

　性感染症に関連する腹痛は，女性の患者さんに多いです．女性の下腹部痛を診たら，もちろん**妊娠に関連した疾患（主に異所性妊娠）を念頭に考えます**．尿の妊娠反応検査が陽性であれば迷わず産婦人科にコンサルトできますが，妊娠反応検査が陰性だった場合は，月経中なら月経困難症が，超音波検査で腫瘤が見つかれば卵巣嚢腫茎捻転が，腹腔内出血があれば卵巣出血がそれぞれ考えられます（表13，図3）．性感染症が原因の腹痛のうち，代表的なものには**骨盤内炎症性疾患（PID）**があります．女性の"発熱＋腹痛"の場合，まずは疑います．そのほか，急性肝炎やアメーバ性肝膿瘍も腹痛を主訴に受診することがあります．

　PIDは基本的には女性で発症し，淋菌やクラミジアによる子宮頸管炎が無症状のまま上行性に進行することで起こります．子宮内膜炎，子宮付属器炎，卵管卵巣膿瘍，ダグラス窩膿瘍，骨盤腹膜炎などが概念として含

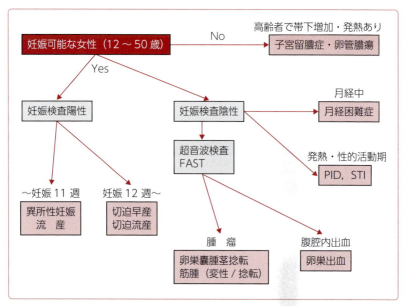

図3 ┃ 女性の腹痛の鑑別フローチャート
STI：sexually transmitted infections（性感染症），FAST：focused assessment with sonography for trauma.
（柴田綾子，ほか：女性の腹痛へのアプローチ．井上真智子（編），女性の救急外来　ただいま診断中！，中外医学社，2017，p40より引用，一部改変）

まれますが，厳密にこれらを鑑別することは難しく，小骨盤内の臓器の炎症を総称してPIDと呼びます．臨床では，まずは若年女性の発熱・下腹部痛を診たら想起します．ところが，高熱や白血球・C反応性蛋白（C-reactive protein：CRP）などの炎症反応値の著明な上昇があれば想起しやすいのですが，微熱であったり炎症反応の上昇が軽度だったりすることもあり，その場合はPIDを想起しにくいかもしれません．

　そして，**代表的な鑑別疾患が急性虫垂炎**です．急性虫垂炎は外科疾患，PIDは婦人科疾患ですが，両者とも発熱・炎症反応上昇を伴う下腹部痛というプレゼンテーションで受診するため，鑑別に苦慮することもあるかもしれません．日本の研究では，腹痛で受診した妊娠可能年齢の女性のうち，痛みの移動がなく，痛みが両側性で，悪心・嘔吐もなければ，感度

表14 ｜ PIDと虫垂炎の鑑別（よりPIDらしい所見）

所　見	オッズ比	95％信頼区間
痛みの移動がない	4.2	1.5〜11.5
両側の腹部圧痛	16.7	5.3〜50.0
悪心・嘔吐がない	8.4	2.8〜24.8

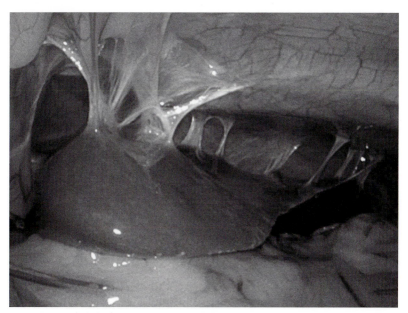

図4 ｜ **Fitz-Hugh Curtis症候群の腹腔鏡所見**（信州上田医療センター産婦人科・五味陽亮先生のご提供）（巻頭カラー参照）
肝表面と周囲組織の癒着を認める（violin string adhesionsとも呼ばれる）．

99％で急性虫垂炎の可能性を除外できると報告されており，診療現場で活用できそうです（表14）[12]．

ほかにも，知る人ぞ知る疾患として肝周囲炎，別名**Fitz-Hugh Curtis症候群（FHCS）**があります．クラミジア感染や淋菌感染などで子宮や卵管に炎症が及んだのち，未治療のまま経過すると，肝表面にも炎症が及び，その結果腹痛を来します（図4）．発熱があれば，患者さんは"発熱，右上腹部痛"という主訴で来院します．皆さんは，日々の診療で発熱，右上腹部痛を診たら何を考えるでしょうか．胆嚢炎，急性肝炎などが最初に

思い浮かぶかもしれませんが，性的活動期にある女性がその主訴で来院したら，上記の FHCS も鑑別に挙げるようにしましょう．

まとめると，**性的活動期にある女性が"発熱もしくは炎症反応値上昇"＋"下腹部痛"で来院した場合は PID の可能性を，"発熱もしくは炎症反応値上昇"＋"右上腹部痛"で来院した場合には FHCS の可能性を考え，鑑別に加えておきましょう．**

g．直腸炎

直腸炎の症状には幅があり，排便時痛，肛門性交痛，肛門からの分泌物増加，テネスムス，便秘などを訴えることもあれば，全く無症状のこともあります（特にアメーバ性腸炎，第1期梅毒など）．ただし，無症状であっても潰瘍などを形成した部分に二次感染が生じれば，痛みを生じることもあります．また，厳密には性感染症ではありませんが，進行した HIV 感染症ではサイトメガロウイルスによる直腸炎を発症することがあります．

そして，直腸炎を起こす主な微生物としては**アメーバ**が有名です．アメーバ性腸炎は，以前は発展途上国からの帰国者による輸入感染症として重要視されていましたが，**近年では，国内において男性同性愛者を中心とした性感染症の一つとして認識されつつある疾患です**[13]．そのほか，淋菌，クラミジア，HSV，梅毒トレポネーマのいずれもが直腸炎を起こし得ます．

通常はアナルセックスによる感染ですので，**MSM に限らず，アナルセックスという行為があれば男女間のセックスでも感染します**．性感染症における直腸炎は病変部位が直腸に限局していることが多く，肛門鏡にて膿性分泌物などを採取して検査することが診断に有用です．淋菌の特定には，もちろん直腸液のグラム染色が有効です．

h．感染性心内膜炎

淋菌は全身の血流に乗って播種性淋菌感染症を起こすことがありますが，まれに感染性心内膜炎を発症することもあります．

i．その他（眼症状など）

眼梅毒は神経梅毒の一種であり，*T. pallidum* の感染初期〜晩期の間で

いつでも起こり得ます．虹彩炎，毛様体炎，網膜炎，硝子体炎，脈絡膜炎，視神経炎などを起こし，適切な治療がなされないと失明に至る危険性もあります（本当に，梅毒はあらゆる臓器に病変を作ります）．代表的な自覚症状としては羞明，霧視，飛蚊症，視野障害，視力低下などですので，最初に眼科を受診することが多く，その場合はそのまま診断されることが多いと思われます．もし，梅毒と診断した患者さんが上記のような症状を訴えたら，**積極的に眼科受診を促しましょう**．そして，**紹介状には必ず患者さんが梅毒と診断されたことを記載しておきましょう．**

まとめ

- 性器に病変を作っても自覚症状が乏しい場合や，そもそも性器外病変で来院する場合には，最初から性感染症と診断することが難しい．
- 複数の微生物が同時に感染していることも珍しくなく，性感染症を1つ見つけたら，スクリーニングも兼ねて他の性感染症も検査する．
- 女性の性器症状では，子宮頸部に感染が生じて子宮頸管炎を起こすことが多い．
- 男性の性器症状では，どの形式のセックスでも常に尿道が体液に曝露されるため，尿道炎を生じやすい．"受け"であれば直腸炎の可能性もあり得る．
- 性感染症診療におけるグラム染色の最大の利点は，"そこに淋菌がいるかどうかが判別できる"という点である．
- 尿道炎の臨床症状は，排尿時痛，尿道分泌物の排出，尿道不快感，尿道掻痒感などであり，確定診断には尿または尿道分泌物のグラム染色，培養，遺伝子検査が必要である．
- 腟炎では主に掻痒感や異常帯下を来す．
- 陰部潰瘍を来す疾患は多岐にわたり，必ずしも性感染症とは限らない．
- 通常のかぜ・ウイルス性咽頭炎にしては治りが悪い場合，またはオーラルセックス後の咽頭痛では性感染症を疑う．
- 性感染症に起因する口腔内潰瘍では，"痛い＝ヘルペスウイルス感染症，痛くない＝梅毒"がセオリーだが，HIV感染症も忘れてはい

- けない．2週間以上続く潰瘍を診たら悪性腫瘍の可能性があるので，生検を考慮して歯科・口腔外科に紹介する．
- 腫脹するリンパ節の部位は頸部が最も多く，性感染症も鑑別疾患に挙がる．
- HIV 感染症の患者を診たら常に結核の可能性を考える．
- "関節痛"と，発赤・腫脹・熱感などを伴う"関節炎"とはしっかりと区別しておく．
- 発熱と皮疹の組み合わせは性感染症であることが多く，咽頭痛，関節炎が加わるとさらに可能性が高くなる．
- 性的活動期にある女性が"発熱もしくは炎症反応値上昇"＋"下腹部痛"で来院した場合は PID，"発熱もしくは炎症反応値上昇"＋"右上腹部痛"で来院した場合には FHCS を鑑別疾患に加える．
- 直腸炎を来す代表的な疾患であるアメーバ性腸炎は，近年では男性同性愛者を中心とした性感染症の一つとして認識されつつある．
- 梅毒と診断した患者が眼症状を訴えたら，積極的に眼科受診を促し，紹介状には必ず梅毒と診断されたことを記載しておく．

文献

1) Centers for Disease Control and Prevention: Recommendations for the laboratory-based detection of *Chlamydia trachomatis* and *Neisseria gonorrhoeae*-2014. MMWR Recomm Rep 63: 1-19, 2014
2) Masek BJ, et al.: Performance of three nucleic acid amplification tests for detection of *Chlamydia trachomatis* and *Neisseria gonorrhoeae* by use of self-collected vaginal swabs obtained via an Internet-cased screening program. J Clin Microbiol 41: 4395-4399, 2003
3) Knox J, et al.: Evaluation of self-collected samples in contrast to practitioner-collected samples for detection of *Chlamydia trachomatis*, *Neisseria gonorrhoeae*, and *Trichomonas vaginalis* by polymerase chain reaction among women living in remote areas. Sex Transm Dis 29: 647-654, 2002
4) 金山明子，ほか：男女尿検体における Strand displacement amplification (SDA) 法を用いた *Chlamydia trachomatis* および *Neisseria gonorrhoeae* の検出．感染症誌 82: 182-186, 2008
5) https://www.uspreventiveservicestaskforce.org/Page/Document/RecommendationStatementFinal/chlamydia-and-gonorrhea-screening (accessed 2018-01-23)
6) Orellana MA, et al.: Sensitivity of Gram stain in the diagnosis of urethritis in men. Sex Transm Infect 88: 284-287, 2012
7) 鈴ノ木ユウ：Track 19 性感染症．コウノドリ 6 巻，講談社，2014, p41-78

8) Sui A, et al. : Differential diagnosis and management of oral ulcers. Semin Cutan Med Surg 34 : 171-177, 2015
9) 倉井華子,ほか：咽頭癌を疑われたパラコクシジオイデスの1例. Med Mycol J 53 : 49-52, 2012
10) Russ S, et al. : Images in clinical medicine. Disseminated gonococcal infection. N Engl J Med 352 : e15, 2005
11) 川合眞一：反応性関節炎. 日内会誌 99 : 2447-2452, 2010
12) Morishita K, et al. : Clinical prediction rule to distinguish pelvic inflammatory disease from acute appendicitis in women of childbearing age. Am J Emerg Med 25 : 152-157, 2007
13) Nagata N, et al. : Risk Factors for Intestinal Invasive Amebiasis in Japan, 2003-2009. Emerg Infect Dis 18 : 717-724, 2012

コラム　ブライダルチェックとは？

　皆さんはブライダルチェックという言葉をご存じでしょうか？結婚前のカップルが，お互い性感染症に罹患していないかを検査し合うことを指し，主に，無症状で経過するHIV感染症，性器クラミジア感染症，淋菌感染症，腟トリコモナス症，梅毒，B型肝炎，C型肝炎などが対象になります．付き合う直前や結婚直前は，通常"この相手としか性交渉をしない"という環境ですので，このタイミングで2人揃って性感染症の検査を受けて，2人とも何も感染していなければ，今後性感染症に罹患する可能性は限りなくゼロになる，という考え方に基づいています．子宮頸癌検診や腟カンジダ症の検査などを含める場合もあるようです（個人的には先天性風疹症候群を防ぐためにも，風疹のワクチン接種歴や罹患歴も確認し，必要であれば早めにワクチン接種を勧めてほしいとは思いますが……）．

　民間でもこのブライダルチェックのキットなどを販売している企業があり，インターネットで購入できるようにもなっていますが，自費で医療機関を受診するよりも高額なものも多く，検査の正確性や信頼度などを考えると，医療機関を受診した方が良いように思います．

5 性感染症の検査所見

　様々な微生物が性感染症の原因になりますが，その診断方法は大きく2つに分けられます．淋菌・クラミジア感染症のように**"主に病変組織からの病原微生物の証明"**が有用なものと，梅毒やHIV感染症，ウイルス性肝炎のように**"血清学的検査"**が有用なものの2つです（表1）．検査全般に言えることですが，検査結果を適切に解釈するためには，それぞれの検査の特性を理解し，適切に検査をオーダーする必要があります．また，**微生物学的検査では適切な検体採取も重要**です．詳細は各論（「《3章》各性感染症の概要と検査・治療など」）で解説しますが，1つの性感染症を診断したら他の性感染症のスクリーニングも必須ですので，提出すべき検査の項目を確認しておきましょう．

表1 | 主な性感染症の病原微生物とその検査

Treponema pallidum（梅毒トレポネーマ）	血清検査（RPR，TPHAなど）（第1期梅毒では潰瘍性病変の暗視野顕微鏡検査も）
Neisseria gonorrhoeae（淋菌）	尿・子宮頸管分泌物のグラム染色，培養，核酸増幅検査
Chlamydia trachomatis（クラミジア）	尿・子宮頸管分泌物の抗原検査や核酸増幅検査
HIV，HBV，HCV	血清抗体検査
単純ヘルペスウイルス	水疱のギムザ染色・ウイルス培養，PCR，血清抗体検査

まとめ

- 性感染症の診断方法は，①主に病変組織からの病原微生物の証明が有用なもの，②血清学的検査が有用なものの2つに分けられる．
- 微生物学的検査では適切な検体採取も重要である．

6 性感染症の治療

　性感染症のほとんどは重症ではなく，大抵は経口薬での外来治療が可能です．点滴静注による治療が適応となることは少ないですが，例としては淋菌感染症（セフトリアキソン）や骨盤内炎症性疾患（セフトリアキソン＋ドキシサイクリン），神経梅毒・眼梅毒（ペニシリンG），重症アメーバ赤痢（メトロニダゾール）などが挙げられます．この中でも，治療に関して近年，世界的な問題になっているのが淋菌感染症です．詳細は3章で説明しますが，ここでは"淋菌感染症＝薬剤耐性が問題"と覚えておいてください．また，"淋菌感染症を疑ったらクラミジア感染症も一緒に治療，クラミジア感染症を疑ったら淋菌感染症も一緒に治療"が基本的な治療戦略です．

　長期に内服加療を要する代表的な疾患はヒト免疫不全ウイルス（HIV）感染症です．HIV感染症は基本的には生涯にわたって抗HIV薬を内服する必要があります．後天性免疫不全症候群を発症していないコントロールされた慢性期のHIV感染症では，HIV感染そのものよりも抗HIV薬の副作用のコントロールや，患者自身の高齢化によるHIV感染症以外の慢性疾患（高血圧，糖尿病，脂質異常症など）のコントロールが重要になってきます．

まとめ

- 性感染症のほとんどは経口薬での外来治療が可能である．
- 近年，淋菌感染症の薬剤耐性が世界的に問題となっている．
- HIV感染症は基本的には生涯にわたって抗HIV薬を内服する必要があり，HIV感染そのものよりも抗HIV薬の副作用のコントロールや，患者自身の高齢化によるHIV感染症以外の慢性疾患のコントロールが重要である．

7 | 性感染症診療における適切な経過観察

　性感染症の最大の特徴とも言えるのが，**1人の患者を診断したら必ずもう1人以上の患者が存在する**，ということです（小児科ローテーション中に，「患者は子供だけじゃない，その保護者のケアも必要だから，常に2人以上患者がいると思え！」と指導されたことを思い出します）．つまり，性感染症診療ではパートナーの治療も必須なので，患者さんにはパートナーに連絡してもらい検査を受けるよう説明しなければなりません（図1）．

　しかし，このパートナー検診，海外では国によってある程度強制力があったりもしますが，日本では具体的な方法が提示されているわけでもなく，**完全に個人の努力義務になっています**．また，症状の改善の確認や，検査結果の説明など，複数回のフォローアップを要することも多いのですが，**症状がなくなったら医療機関を受診しなくなる患者さんもいます**．

　例えば，淋菌性尿道炎ならまずは自覚症状の改善が最も重要ですが，梅毒では自覚症状に加え，非トレポネーマ検査値の一つであるRPRが4倍以上低下することを確認する必要がありますし，再発が多い性器ヘルペスなら再発時の対応などを説明する必要があります．患者さん自身も，自覚症状のある急性期では落ち着いて医療従事者の話を聴ける心理状態ではないことも多く，**症状改善のフォローアップ時は患者教育のチャンスと言えます**．ある程度気心の知れたかかりつけ医でないかぎりは，その後も通院してもらえるよう，まずは**患者さんとの信頼関係構築に尽力する**ことが重要です．もし今回通院しなかったとしても，次に性感染症になった場合には，また受診しようと思ってもらえるような関係が構築できたなら，一歩前進と考えてよいと思います．

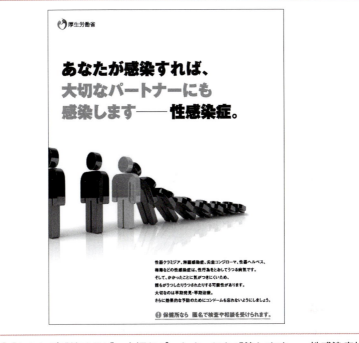

図1 「あなたが感染すれば,大切なパートナーにも感染します——性感染症」

まとめ

- 性感染症の最大の特徴とも言えるのが,1人の患者を診断したら必ずもう1人以上の患者が存在する点である.
- 症状改善のフォローアップ時は患者教育のチャンスと言え,まずは今後も通院してもらえるよう,患者との信頼関係構築に尽力することが重要である.

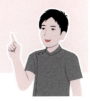

コラム 性交渉の危険な合併症！？

「特に既往のない36歳男性．性交渉中に突然の頭痛が出現．様子をみたが軽減せず，2日後に本人が病院受診したところ，頭部CT検査でくも膜下出血（subarachnoid hemorrhage：SAH）の所見を認めた．脳血管造影検査にて前交通動脈瘤の破裂と診断され，緊急手術にてクリッピング術を施行した．術後経過良好で，約1か月後に退院した．」

上記症例は性交渉が原因と考えられたSAHの1例です．似たような症例は世界中から報告されていますが，日本からの報告は少なく，代表的な文献の一つに豊田らの伝説のケースシリーズがあります[1]．筆頭著者の豊田泉先生（現：岐阜県総合医療センター救命救急センター長）は，実は筆者が救急の後期研修で岐阜大学に所属していたときの上司であり，救急医学全般はもとより，脳血管障害のエキスパートとして日々熱く指導していただいた恩師の一人です．この論文は，性交渉が原因と考えられる14例の脳血管障害についてのケースシリーズであり，症例の内訳は男性13例，女性1例と男性に多く，14例中6例で高血圧の既往がありました．全例が出血性病変で，14例中4例で死亡または重度の障害を残し予後不良であった，と報告されています（約3割弱！）．発症時の情報が得られた6例中3例が配偶者以外の相手との性交渉であり，その3例のうち1例が死亡，2例が重度の障害を残しています．

文献的には，以前から配偶者以外との性交渉は心臓にも多大な影響を与えることが知られており，Walbroehlによる報告[2]では，ある男性のホルター心電図の記録で，昼間に女友達と性交渉を行った場合には，心拍数は96回/分から150回/分へと実に50回/分も増加して期外収縮も増加した一方で，その晩に妻と性交渉を行った場合には，心拍数は72回/分から92回/分とわずかに20回/分変化したのみでした．このように，配偶者以外との性交渉は，高度の精神的興奮や自律神経過緊張，事後の緊張

緩和などにより自律神経が激しく揺さぶられ，その影響で心身に大きな負担を掛ける可能性が示されています．論文中では，"配偶者以外とのセックスは冒険的で危険"と警鐘を鳴らしています．この傾向は死亡例でも同様で，ドイツでの45年間の剖検例のうち，性交渉の最中に死亡した99人（男性91人，女性8人）を解析した研究では，パートナーが判明した男性59人のうち50人（84.7％）は妻以外のパートナーとの性交渉が引き金だった，と報告されています（うち5人のパートナーは男性）[3]．

　以上のように，性交渉に関連する心疾患について研究や剖検例は散見されるものの，性交渉に関連する脳血管障害の疫学や予防法は未だ完全には解明されておらず，今後のさらなる研究が望まれます．豊田先生に問い合わせてみたところ，2017年現在，症例は60例に達し，症例集積は現在も進行中で，国内・国外を問わず様々な学会で続報を発表予定，とのことでした．

文　献
1) 豊田　泉, ほか：性行為による脳血管障害の検討. 昭和医会誌 53（4）：362-367, 1993
2) Walbroehl GS：Sexual activity and the postcoronary patient. Am Fam Physician 29：175-177, 1984
3) Lange L, et al.：Love Death-A Retrospective and Prospective Follow-Up Mortality Study Over 45 Years. J Sex Med 14：1226-1231, 2017

コラム セックスで尿管結石が治る……?!

　トルコの Bayraktar らは，単純 X 線で尿管結石が認められた 211 人の既婚男性を，①標準治療（1.5 〜 2.0 L/day の飲水＋疼痛時の鎮痛薬）群，②標準治療＋タムスロシン群，③標準治療＋週 3 回以上セックスを行う群，の 3 グループにランダムに分け，結石の自然排石が確認されるまでの期間を最大 4 週間追跡しました[1]．除外基準の中にはセックス群なのに週 2 回以下しかセックスしなかった人，標準治療またはタムスロシン群なのに週 2 回以上セックスまたはマスターベーションをしてしまった人も含まれています．

　結果，2 週間での排石率は③セックス群 69.7 %，②タムスロシン群 70.0 %，①標準治療群 28.1 %，4 週間での排石率は③セックス群 81.8 %，②タムスロシン群 81.6 %，①標準治療群 51.5 % でした．

　この結果は，セックスによる副交感神経活性化によって神経終末から放出される一酸化窒素（NO）が，尿管の蠕動とトーヌスを低下させることにより，尿管結石の排出が促進されたことが原因ではないかと考察されています．勃起している間は当然副交感神経優位なので，NO が放出され続けるはずです．ということは，シルデナフィル（バイアグラ®）などのホスホジエステラーゼV阻害薬でも同等の効果が得られるのではないか，ひいてはバイアグラ®などを内服している患者さんでは，結石が尿管に詰まるリスク自体が低いのではないかと推測されます．ここは，さらなる研究を待ちたいところです．

　というわけで，大きさが 10 mm 以下の尿管結石症の男性患者さんには，「いっぱい水を飲みながら，週 3 回以上セックスしてくださいね」と説明すれば良さそうです．

　しかし，ここで問題が……！　Durex 社の世界セックス頻度調査[2]によると，日本人のセックス回数は平均で年間 45 回しかありません（世界平均は 103 回 / 年，首位はギリシャ人の 138

回/年).1週間では何と0.86回しかないのです.このデータからは,日本では気軽に「週に3回以上セックスしてくださいね～」と指示しても,「し,週に3回っすか! まじっすか!?」と驚かれることは想像に難くありません.ただ,中には週に3回以上できる人もいるとは思いますので,治療でセックスを指示する際には,普段のセックス頻度も一緒に確認して,実現可能性を探ることも必要かもしれません.

ちなみに,この論文はトルコからの報告ですが,トルコ人のセックス頻度は111回/年で週に2.13回です.なるほど,これなら週3回はいつもよりほんの少し回数多めでOKですので,納得です.

やはり,論文を実臨床に適用する際には,しっかり吟味する必要がありますね!

文 献
1) Bayraktar Z, et al.: Sexual intercourse as a new option in the medical expulsive therapy of distal ureteral stones in males: a prospective, randomized, controlled study. Int Urol Nephrol 49:1941-1946, 2017
2) 2005 Global Sex Survey results. http://www.data360.org/pdf/20070416064139.Global%20Sex%20Survey.pdf (accessed 2017-12-20)

MEMO

3章

各性感染症の概要と検査・治療など

1 梅毒

梅毒のイメージ

- とにかく症状が多彩で，その症状も出たり消えたり忙しい．
- 気が付いたら中枢神経系にも影響を及ぼしたり，妊婦に感染して胎児に危害を与えたり，恐ろしい一面も持ち合わせている．
- 原因微生物である Treponema (T.) pallidum はグラム染色で染まらず培養もできないため，その姿を見ることは困難．
- そのため，診断は血清学的検査に頼るしかないが，幸いにしてペニシリンが著効すること，治療効果判定も血清学的検査で評価できることから，治療で難渋することは少ない．
- ただし，Jarisch-Herxheimer 反応にはご用心！

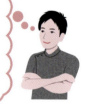

▶症例

29歳男性，全身の皮疹を主訴に外来受診した．その他の随伴症状はない．全身状態は良好で，バイタルサインに異常なし．皮疹は顔面，体幹，四肢に分布しており，手掌にも認める．
性交渉歴：数か月以内に不特定の男性パートナーとの性交渉歴がある．コンドームは使用していた．

> rapid plasma reagin test（RPR）64 倍，梅毒トレポネーマ赤血球凝集テスト（*Treponema pallidum* hemagglutination test：TPHA）512 倍と上昇しており，第 2 期梅毒の診断でアモキシシリン＋プロベネシドの内服が開始された．
> 特に副作用なく経過し，3 か月後の採血では RPR は 8 倍に低下しており，治療効果ありと判断し，3〜6 か月ごとに RPR をフォローする方針とした．

1 梅毒の自然経過

　梅毒は，*Treponema pallidum* subspecies *pallidum* による感染症で，主に性行為を介して皮膚や粘膜の小さな傷から菌体が侵入し，血行性に全身へ散布され，様々な症状を引き起こします．しかし，図 1 に示す典型的な経過だけでなく，第 1 期梅毒と第 2 期梅毒が同時に出現したり，潜伏梅毒から第 2 期梅毒に戻ったり，感染初期から神経梅毒を生じたり，髄膜炎やぶどう膜炎，骨髄炎などで発症したり……と，何でもアリの感染症なので診断に難渋することがあります（ペニシリンという確実な治療薬があるので，治療で難渋することはあまりありません）．

a．第 1 期梅毒（primary syphilis）

　T. pallidum に曝露してから 10〜90 日間で，典型的には陰部に潰瘍性病変を作る第 1 期梅毒を発症します（図 2）．実は第 1 期梅毒は陰部だけでなく，曝露した場所が口腔内であれば口腔内潰瘍を，直腸であれば直腸炎や直腸潰瘍を発症することがあります．ここでも詳細な性交渉歴の聴取が診断に寄与します．この第 1 期梅毒による潰瘍はほとんど痛みがないことから，患者本人も感染に気付いていないことがあります．無治療でも数週間で消失するため，治ったと勘違いして医療機関を受診せずに経過しているケースもあると予想されます．しかし，その間もセックスによる他者への感染性は有しています．第 1 期梅毒は患者自身が潰瘍に気付かない

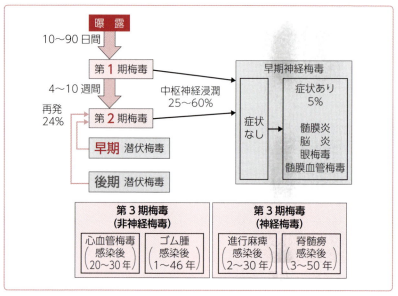

図1 ┃ 梅毒の自然経過

(Golden MR, et al.：JAMA 290：1510-1514, 2003 より引用改変)

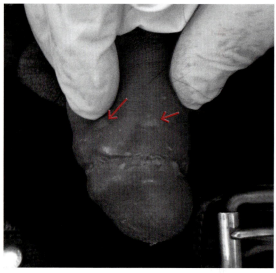

図2 ┃ 第1期梅毒の陰茎の潰瘍性病変（巻頭カラー参照）

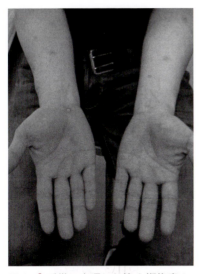
図3 ｜ 手掌に出現した第2期梅毒の紅斑や丘疹（巻頭カラー参照）

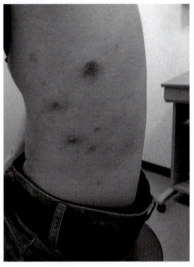
図4 ｜ 体側部に出現した第2期梅毒の皮疹（巻頭カラー参照）

ことで診断が遅れるだけでなく，この時期は血清反応が偽陰性である（RPRが上昇しない）こともあり，診断を難しくしています．**臨床的に第1期梅毒を疑った患者が血清反応陰性であっても，臨床医が「梅毒かも」と疑った場合には1か月後のRPR/TPHA再検が望まれます．**

b．第2期梅毒（secondary syphilis）

　第1期梅毒から未治療のまま4～10週間経過すると，次に第2期梅毒を発症します．皮膚症状が典型的で，約70％の患者に皮疹が認められます（図3，4）．皮疹は全身のどこにでも出現し，紅斑，丘疹，膿疱など様々な形状を呈します（水疱形成はまれです）．また，**手掌・足底に認める場合もあり，梅毒に特徴的**と言われています．梅毒粘膜疹と呼ばれる口腔内の粘膜疹も認められますが，オーラルセックスがあった場合には第1期梅毒の病変を口腔内に作ることもあるので，両者の鑑別は困難です（いずれにせよ治療方針は同じなので，第1期か第2期かを厳密に区別する臨床的な意義はありません）．

　また，**この時期（第2期）の梅毒は皮膚だけでなく全身症状を呈する**

ことも知られていて，発熱，倦怠感，全身のリンパ節腫脹，体重減少，関節痛などを来します．さらに，髄膜炎，脳神経障害，虹彩炎，ぶどう膜炎，関節炎，骨炎，骨膜炎，糸球体腎炎，ネフローゼ症候群，肝炎なども起こし得るため，梅毒を想起できないと診断に苦慮することがあります．

なお，約10％の患者で，扁平コンジローマと呼ばれる隆起性病変が肛門や陰部に出現します．似たような名前で，同じく陰部に病変を作る尖圭コンジローマという疾患がありますが，こちらは主にヒトパピローマウイルス（human papillomavirus：HPV）6型または11型の感染によって引き起こされる多発性乳頭腫であり，名前が似ていても原因微生物が違います．

このように，多彩な臨床症状を呈する第2期梅毒ですが，未治療でもやはり自然に数週〜数か月の単位で症状は消失します．未治療ではその後，潜伏梅毒に移行しますが，**潜伏梅毒に移行後にまた第2期梅毒が再燃することもある**ので，梅毒の臨床経過は実にトリッキーです．

c．潜伏梅毒（latent syphilis）

潜伏梅毒は感染から1年以内の**早期潜伏梅毒**と，1年以上経過した**後期潜伏梅毒**に分かれます．感染時期が分からない場合は，感染時期不明の梅毒（syphilis of unknown duration）と呼びます．早期潜伏梅毒と後期潜伏梅毒では治療法が若干異なるので，このように分類されています．感染時期が不明であれば，後期潜伏梅毒に準じて長めに治療します．なお，**潜伏梅毒に至っても全員が第3期梅毒に進行するわけではなく，移行するのは30％程度**とされています[1]．無症状とは言え，何年も放っておかない方が良いのは当然で，MSM（men who have sex with men）の人やハイリスクな性行動のある人には，無症状であっても6〜12か月おきの梅毒スクリーニングが推奨されています[2]．

また，**一般的には潜伏梅毒では他者への感染性はほとんどありません**が，先に挙げたように第3期梅毒への移行や第2期梅毒再燃のリスクもあるので，潜伏梅毒と診断したら基本的には治療を推奨します．

d．第3期梅毒（tertiary syphilis）

感染後20〜30年経過してから生じる**心血管梅毒**（cardiovascular

syphilis），感染後1〜46年で生じるゴム腫（gumma），進行麻痺（general paresis）や脊髄癆（tabes dorsalis）が第3期梅毒に含まれます．ペニシリンをはじめとした，梅毒に有効な抗菌薬治療を容易に受けられる現代では第3期梅毒自体がまれな病態なので，めったにお目に掛かることはありません[3,4]．一方で，ヒト免疫不全ウイルス（human immunodeficiency virus：HIV）感染者では梅毒の進行が速いことが知られており，梅毒に感染して5か月以内でゴム腫を発症したとの報告もあります[5]．

e．神経梅毒 (neurosyphilis)

神経梅毒は $T.\ pallidum$ が中枢神経系に感染して起こります．第3期梅毒としてのみ生じるわけではなく，感染初期から神経梅毒を合併し得ることが分かっています（図1）．初期の神経梅毒の臨床症状は多岐にわたり，脳神経障害，髄膜炎，脳梗塞，昏迷，聴覚異常，眼病変などを起こします．これらの神経徴候のみで梅毒を想起するのは困難なので，原因不明の神経症状の鑑別には必ず神経梅毒を挙げ，髄液検査を考慮しましょう．ちなみに，認知症の鑑別疾患にも神経梅毒は入ってきます．

2 梅毒の検査特性

通常，感染症の診断においては検体中の病原体の存在を証明することが基本ですが，現時点では梅毒の病原体である $T.\ pallidum$ は試験管内での培養ができないため，主に血清学的検査で診断します（感染部位の分泌物を暗視野顕微鏡で直接観察するという方法もありますが，設備面や技術面などの問題であまり実用的ではないと思います）．

梅毒の血清学的検査は $T.\ pallidum$ を抗原とするトレポネーマ抗原検査（主にTPHAなど）と，カルジオリピンを抗原とする非トレポネーマ抗原検査（主にRPRなど）との組み合わせで判断します（表1）．TPHAは，一度梅毒に罹患すると基本的には一生陽性のままになるため，"現在の感染"と"過去の感染"を区別することはできません．TPHAのみが陽性で臨床症状もなければ，基本的には過去の感染または偽陽性と考え経過観察します．一方，TPHAだけでなくRPRも同時に上昇していれば現在の

表1　梅毒の血清診断の解釈

非トレポネーマ抗原検査（RPRなど）	トレポネーマ抗原検査（TPHAなど）	結果の解釈
−	−	①梅毒ではない ②梅毒感染のごく初期（まれ）
＋	−	①偽陽性 ②梅毒感染の初期
−	＋	①梅毒治療後（過去の感染で，現在の活動性はない） ②偽陽性
＋	＋	①現在の活動性感染（RPR ≧ 1：8） ②梅毒治療中 ③両方とも偽陽性（まれ）

感染を意味し，治療対象になります．TPHAと異なり，RPRは治療によりその値が低下しますので，治療効果判定にも利用できます．また，未治療のまま自然に潜伏梅毒に移行した場合は，たとえ現在無症状でもRPR・TPHAの両方が陽性になります．**臨床の現場で梅毒と診断して届け出る際には，"臨床症状あり＋RPR陽性＋TPHA陽性"，または無症状であっても"RPR 16倍以上陽性＋TPHA陽性"の2通りのパターンがあります**[6]．

　RPRやTPHAは偽陽性を示すこともあり，RPR偽陽性は生物学的偽陽性とも呼ばれます．代表的な原因としては高齢者や妊婦，全身性エリテマトーデスの患者さんなどです．ですので，「RPR陽性＝梅毒感染！＝大変だ！」と慌ててはいけません（表2）[7]．例えば，無症状の高齢者で何となく測られたRPRが陽性だった場合はだいたい偽陽性で，まれに潜伏梅毒が紛れている，といったイメージです（もちろん，その地域の有病率にもよりますが）．さらに，RPRを測定する際には単に陽性か陰性かのみを判定する定性法だけでなく，**実際の数値が得られる定量法の測定が推奨されます**．一般に，RPRが8倍以上（≧1：8）を治療対象と考えます．

　また，RPRは診断だけではなく治療効果判定のマーカーとしても有用で，**通常は治療開始前後でRPRが4倍以上低下した際に治療成功と判定**します．RPRがなかなか低下して来ない場合には神経梅毒の合併も疑い，

表2 ｜ 梅毒血清反応が偽陽性を示し得る原因

非トレポネーマ抗原検査（RPRなど）	トレポネーマ抗原検査（TPHAなど）
加齢，妊娠，細菌性心内膜炎，ブルセラ症，軟性下疳，水痘，薬物依存症，肝炎，特発性血小板減少性紫斑病，ワクチン接種，免疫グロブリン異常，伝染性単核球症，静注薬物使用者，Hansen病，鼠径リンパ肉芽腫症，悪性腫瘍，麻疹，流行性耳下腺炎，肺炎球菌肺炎，ウイルス性肺炎，結節性多発動脈炎，関節リウマチ，リウマチ性心疾患，リケッチア感染症，全身性エリテマトーデス，甲状腺炎，結核，潰瘍性大腸炎，血管炎，ピンタ，yaws	加齢，妊娠，ブルセラ症，肝硬変，薬物依存症，陰部ヘルペス，高グロブリン血症，ワクチン接種，伝染性単核球症，レプトスピラ症，Hansen病，ライム病，回帰熱，マラリア，強皮症，全身性エリテマトーデス，甲状腺炎，ピンタ，yaws

専門医に相談または髄液検査を考慮します．さらに，抗菌薬治療終了時点でRPRが陰性化しているとは限りませんが，治療が成功すれば最終的には陰性化します．どれくらいの期間で陰性化すれば良いかについても様々な意見がありますが，通常であればおよそ1〜2年後にRPRが陰性化していることを目標にします．その間に値が再上昇すれば，再燃または再感染を考えます．再感染を防ぐためには，やはり治療開始時の患者教育が重要です．一方で，処方された抗菌薬の内服アドヒアランスを確認することも忘れてはいけません．現時点で日本における梅毒治療は長期間の内服が基本ですので，服薬アドヒアランスは結構重要な問題だと思います．

3 神経梅毒の診断

　神経梅毒の診断は時に難しく，1つの検査結果だけで白黒つけるというよりは，複数の項目を組み合わせて診断する方法が用いられています．文献的には，髄液のvenereal disease research laboratory（VDRL）検査が特異度が高く（確定診断に使える），fluorescent treponemal antibody absorption（FTA-ABS）が感度が高い（除外診断に使える）とされています．VDRLはRPRと，FTA-ABSはTPHAと同じ使い方をします．HIV感染を伴わない梅毒患者においては，図5の診療アルゴリズムが提案されています．

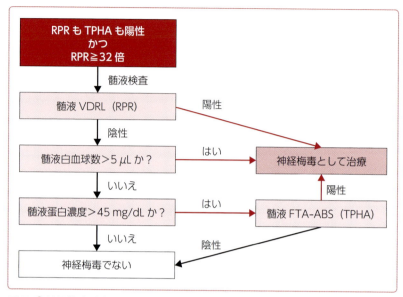

図5 ｜ 神経梅毒診断のフローチャート

　しかし，VDRLもFTA-ABSも日本では測定困難なので，上記のフローチャートを日本でも利用できるように，VDRLをRPRで，FTA-ABSをTPHAで代用できないか調べてみると，神経梅毒の診断において，**RPRがVDRLと遜色ない感度・特異度であり**[8]，**髄液TPHAが320倍（1：320）以上で感度98.3％，特異度100％だったとの報告がありました**[9]．これらの知見からすると，日本で用いられることが多いRPR・TPHAでも神経梅毒の診断に利用できそうです．

　一方で，神経梅毒を合併したとしても無症候性のこともあるので，全ての神経梅毒を拾い上げることは事実上不可能です（特に，HIV感染症合併例に無症候性神経梅毒が多いとされています）．実臨床では，**原因不明の精神・神経症状を呈していた場合，血清のRPRとTPHAが陽性で，かつRPR≧32倍の場合に神経梅毒の可能性を考え，髄液検査を考慮します．**

コラム　RPRの測定方法は倍数希釈法から自動化法へ

　RPRの検査は，従来はRPRカードやガラス板法と呼ばれる検査方法で，2のn乗の希釈系列のどこまで凝集反応を確認できたかで結果が示されていました（例：1倍未満，2，4，8，16，32，64倍，……）．これらの倍数は全て検査技師の目視によって行われてきましたが，自動化法では小数点第1位までの連続値が機械的に得られるようになっています．定性検査としての性能は自動化法と倍数希釈法で一致率が高いとされていますが，定量検査では数値自体は一致しないとされています[1]．また，自動化法によるRPR測定は，倍数希釈法で同様の基準で治療効果判定に用いることができると報告されていますが[2]，自動化法の試薬は複数のメーカーから発売されているので，治療開始前後で比較する場合には必ず同じ試薬を用いた検査法で行うことが重要です．なお，自動化法は倍数希釈法と比べて，検査技師さんの手間や感染曝露のリスク，目視であるが故の検査結果のズレなどの問題が解消されるため，今後広く利用されていくことが見込まれています．

文献
1) 変遷する梅毒の血清学的検査方法に関して．IASR Vol 36, p20：2015年2月号
2) 井戸田一朗：自動化法によるRPR測定を用いた梅毒患者の治療効果判定について．感染症誌 88：275-281，2014

4　梅毒の治療

　梅毒は様々な臨床症状を呈し，長きにわたり治療せずにいると重篤な状態に進展する病気であり，また *T. pallidum* が培養できないので診断も血清学的診断にほぼ頼りきりなため，何かと厄介な病気ですが，治療は実にシンプルです．**梅毒治療の第一選択薬はペニシリンの1択です**．神経梅毒を伴わない梅毒では，病期に関わらずBenzathine penicillin G（BPG）の筋注が第一選択であり，神経梅毒に対しては水溶性ペニシリンG

表3 ▎梅毒の治療（世界のガイドライン）

病期		治療
Early ↕ Late	第1期梅毒 第2期梅毒 早期潜伏梅毒	BPG 240万単位 1回筋注
	後期潜伏梅毒 感染時期不明の潜伏梅毒 第3期梅毒	BPG 240万単位を 1週間空けて合計3回
神経梅毒		PCG 2,400万単位静注

BPG：Benzathine penicillin G, PCG：Penicillin G.
（CDC Guideline 2015, UK Guideline 2015, Europe Guideline 2014）

表4 ▎梅毒（神経梅毒を除く）の抗菌薬治療（世界の主なガイドラインと日本の比較）

CDCガイドライン	WHOガイドライン	性感染症学会 ガイドライン （2016年）
BPG 240万単位筋注， 1〜3回	BPG 240万単位筋注， 1〜3回	AMPC 1回 500 mgを 1日3回内服， 2〜12週間

CDC：Centers for Disease Control and Prevention（米国疾病管理予防センター），WHO：World Health Organization（世界保健機関），BPG：Benzathine penicillin G, AMPC：amoxicillin（アモキシシリン）．

（PCG）の点滴静注が第一選択となります．これは，HIV感染症を合併していてもいなくても全く同じ治療法でOKです（表3, 4）．

第1期・2期梅毒および早期潜伏梅毒に対してはBPGの単回筋注で十分な治療効果が得られ，後期潜伏梅毒・感染時期不明の梅毒にはBPGの3回筋注（それぞれ1週間の間隔を空ける）で治療できます．

ところが，日本ではそもそも筋注用BPG自体が認可されておらず使用できません（2017年現在）．代わりに，日本性感染症学会のガイドラインでは，ベンジルペニシリンベンザチン（商品名：バイシリンG顆粒）またはアモキシシリン（商品名：サワシリン）の内服が推奨されています（表5）．ただし，バイシリンG顆粒も2017年11月現在，供給が停止しており[10]，実質アモキシシリンの1択となっています．

表5 ┃ 日本性感染症学会推奨の梅毒治療

	バイシリン®1日120万単位，分3 アモキシシリン1日1,500 mg，分3	
	病期	治療期間
Early	第1期梅毒	2〜4週間
	第2期梅毒	4〜8週間
	早期潜伏梅毒	（記載なし）
	後期潜伏梅毒	8〜12週間
	感染時期不明の潜伏梅毒	8〜12週間
Late	第3期梅毒	8〜12週間

（日本性感染症学会：性感染症 診断・治療 ガイドライン 2016 より作成）

　梅毒治療に関しては，日本では歴史的に AMPC 内服の長期間投与が行われてきた経緯がありましたが，本治療法に関する知見は薬理学的な研究のみでした．筆者らは 2015 年に，HIV 感染者を対象とした梅毒の治療において，"アモキシシリン1回1gを1日3回＋プロベネシド1回250 mg を1日3回，投与するレジメンは治療成功率が高い"という臨床研究を報告しました[11]．この研究でエントリーされた患者さんたちは全員 HIV 感染症で通院中の人たちでしたが，実は梅毒は HIV 感染症を合併していると，合併していない場合に比べて治療効果が劣ると言われています[12]．にもかかわらず，本研究では高い治療効果を示しました．つまり，治療効果が劣る HIV 感染合併梅毒で高い治療効果が得られたということは，HIV を合併していない梅毒患者にも応用できる可能性があるということです（観察研究のみでの結果ですので，結論を出すには今後のさらなる研究が望まれます）．

　ちなみに，アモキシシリン 3 g/日はかなり用量が多いように思われるかもしれませんが，例えば英国のガイドラインで推奨されているアモキシシリン量は 6 g/日となっており，むしろ本研究での推奨量の方が少なくなっています．さらに，日本の添付文書では，アモキシシリン（商品名：サワシリン，パセトシンなど）は梅毒がちゃんと適応と明記されているだけなく，「症状により適宜増減する」と記載されているため，保険適用内

表6 ▎梅毒治療に関する添付文書上の記載

	アモキシシリン	プロベネシド
商品名	サワシリン，パセトシンなど	ベネシッド
効能・効果	梅毒トレポネーマ	ペニシリンの血中濃度維持
用法・用量	通常，1回250 mgを1日3～4回経口投与する．なお，年齢，症状により適宜増減する．	通常，成人1日1～2 gを4回に分割投与する．なお，年齢，症状により適宜増減する．

で使用できます．同時に使用するプロベネシド（商品名：ベネシッド）も，添付文書で「ペニシリンの血中濃度維持」と記載されていますので，こちらも保険適用内で使用可能です（表6）．

ペニシリンアレルギーがあって使用できない場合や，アモキシシリン内服中に皮疹などの副作用が出た場合には，ドキシサイクリンを使用します（ただし，妊婦には禁忌です）．アジスロマイシンもペニシリンと同等の効果があるとされていますが[13]，**アジスロマイシン耐性の T. pallidum** が報告されており[14]，耐性率がはっきり分かっていない地域ではマクロライド系抗菌薬を第一選択にすべきではないとされています．

神経梅毒の治療はBPG筋注ではなく，PCG点滴が第一選択で推奨されており（**BPGは中枢神経移行性が悪いため**です），1回400万単位を4時間ごとに点滴します（2,400万単位／日）．ちなみに，眼梅毒も神経梅毒と同じ中枢神経病変の扱いになるので，治療はPCGの点滴を行います（視神経は脳神経の一部なのでした）（図6）．PCGが使用できない場合は，セフトリアキソン1回2 gを1日1回点滴で14日間使用します[15]．

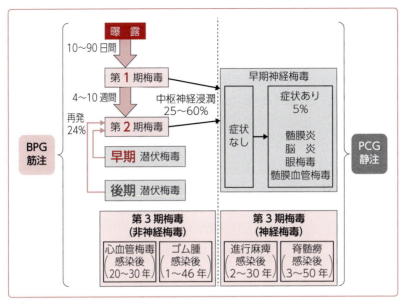

図6 ▎梅毒の治療方針 (Golden MR, et al.：JAMA 290：1510-1514, 2003 より引用改変)
BPG：benzathine penicillin G，PCG：penicillin G.

梅毒の治療

〈第1期，第2期，早期潜伏梅毒〉

アモキシシリン1回1gを1日3回内服＋プロベネシド1回250 mgを1日3回内服，14日間．
(ペニシリンアレルギーの場合)
ドキシサイクリン1回100 mgを1日2回内服，14日間．

〈後期潜伏梅毒，感染時期不明の潜伏梅毒〉

アモキシシリン1回1gを1日3回内服＋プロベネシド1回250 mgを1日3回内服，28日間．
(ペニシリンアレルギーの場合)
ドキシサイクリン1回100 mgを1日2回内服，28日間．

〈神経梅毒〉

❶PCG 1回400万単位を4時間ごとに点滴静注，14日間．
❷セフトリアキソン1回2gを24時間ごとに点滴静注，14日間．

5 Jarisch-Herxheimer 反応とは

　Jarisch-Herxheimer 反応（JH 反応）とは，**抗菌薬治療によって分解されたスピロヘータに対する免疫反応**のことで，典型的には最初の抗菌薬投与から数時間～24時間以内に発熱，筋肉痛，悪寒，頭痛などを認めます．頻脈，低血圧，過換気，皮膚の紅潮，筋痛，皮疹の悪化などを認めることもあります．JH 反応を起こす代表的な疾患は梅毒ですが，ライム病や回帰熱，レプトスピラ症など他のスピロヘータ関連疾患でもみられます．梅毒治療の際には，RPR ≧ 32 倍や早期梅毒（第 1 期，第 2 期，早期潜伏梅毒）が JH 反応発生のリスクとされています．逆に，**以前に梅毒の治療歴がある場合は JH 反応は起こりにくくなります（表 7）**[16]．通常，JH 反応が出現したとしても症状は 24 時間以内に自然に改善しますが，冠動脈，喉頭，神経系に病変を作った梅毒では，JH 反応で致命的となる場合もあるため入院が勧められます．発熱は 24 時間以内に治まりますが，必要に応じてアセトアミノフェンなどの解熱薬による対症療法を行うこともあります．過去に，プレドニゾロンの内服が発熱を予防するという報告[17]がありましたが，現在は推奨されていません[18]．基本的には発熱が起こったときに解熱薬で対処することになります．JH 反応の見た目はまさに敗血症といった様相を呈しますので，この状態を知らないと患者さんも臨床医も焦ってしまいます．**梅毒の治療を行う際には，臨床医は JH 反応が起こり得ることを念頭に置き，患者さんには事前にこの JH 反応のことを説明しておくようにしましょう．**希望があれば JH 反応が起こったときのためにアセトアミノフェンを頓用で処方しておくと良いでしょう．

表7 ｜ JH 反応のリスク

	JH 反応あり (n = 112)	JH 反応なし (n = 243)
早期梅毒	92（82.1%）	68（28.0%）
RPR ≧ 32 倍	92（82.1%）	135（55.6%）
梅毒の治療歴あり	17（15.1%）	78（32.1%）

（文献 16 より引用）

6 フォローアップ

　治療開始後から3～6か月ごとにRPRをチェックし，治療開始前のRPRと比べて4倍以上低下したら治療成功と考えます．なかなか低下しない場合は，神経梅毒の合併も考え髄液検査を考慮します．そして，髄液検査で異常があったら神経梅毒を考えますが，先に示したフローチャート（図5）にきっちり当てはまらなくても，**少しでも怪しければ神経梅毒として治療を開始してもよい**と思います．神経梅毒の治療は点滴を要しますが，治療による危険性はほとんどなく，むしろ過小評価して神経梅毒を見逃した場合のリスクの方が大きいため，確定診断がつかなくとも，迷ったら神経梅毒として治療してしまうことは許容されると考えます．経過中に，RPRが下がるどころか逆に4倍以上の上昇が見られた場合は，再感染を考えます．詳細な問診ののち，最初と同じ内容で再度治療します．日本で推奨されている治療は2～4週間の内服治療であり，諸外国のBPG筋注1回と比べると内服アドヒアランスに不安が残りますので，治療開始時に内服継続の大切さをしっかりと説明しましょう．

文献
1) 青木　眞：レジデントのための感染症診療マニュアル，第3版，医学書院，2015，p980
2) US Preventive Services Task Force (USPSTF), et al.：Screening for syphilis infection in nonpregnant adults and adolescents: US Preventive Services Task Force recommendation statement. JAMA 315：2321, 2016
3) Rajab TK, et al.：Giant syphilitic aortic aneurysm. N Engl J Med 364：13, 2011
4) Cherniak W, et al.：Syphilitic gumma. N Engl J Med 371：7, 2014
5) Tsuboi M, et al.：Cerebral Syphilitic Gumma within 5 Months of Syphilis in HIV-Infected Patient. Emerg Infect Dis 22：1846-1848, 2016
6) 厚生労働省．感染症法に基づく医師及び獣医師の届出について．http://www.mhlw.go.jp/bunya/kenkou/kekkaku-kansenshou11/01-05-11.html (accessed 2018-01-12)
7) Ratnam S：The laboratory diagnosis of syphilis. Can J Infect Dis Med Microbiol 16：45-51, 2005
8) Castro R, et al.：Nontreponemal tests in the diagnosis of neurosyphilis: an evaluation of the venereal disease research laboratory and the rapid plasma reagin tests. J Clin Lab Anal 22：257-261, 2008
9) Luger AF, et al.：Significance of laboratory findings for the diagnosis of neurosyphilis. Int J STD AIDS 11：224, 2000
10) http://www.hosp.yamanashi.ac.jp/yakuzaibu/di_box/files/dibox0861.pdf (accessed 2018-01-15)

11) Tanizaki R, et al. : High-dose amoxicillin is highly effective for syphilis in patients with HIV infection. Clin Infect Dis 61 : 177-183, 2015
12) Rolfs RT, et al. : A randomized trial of enhanced therapy for early syphilis in patients with and without human immunodeficiency virus infection. The Syphilis and HIV Study Group. N Engl J Med 337 : 307-314, 1997
13) Hook EW 3rd, et al. : A phase III equivalence trial of azithromycin versus benzathine penicillin for treatment of early syphilis. J Infect Dis 201 : 1729-1735, 2010
14) A2058G Prevalence Workgroup : Prevalence of the 23S rRNA A2058G point mutation and molecular subtypes in Treponema pallidum in the United States, 2007 to 2009. Sex Transm Dis 39 : 794-798, 2012
15) Hook EW 3rd : Syphilis. Lancet 389 : 1550-1557, 2017
16) Yang CJ, et al. : Jarisch-Herxheimer reaction after penicillin therapy among patients with syphilis in the era of the HIV infection epidemic: incidence and risk factors. Clin Infect Dis 51 : 976-979, 2010
17) Gudjonsson H, et al. : The effect of prednisolone on the Jarisch-Herxheimer reaction. Acta Dermatol Venereol 48 : 15-18, 1968
18) Kingston M, et al. : UK national guidelines on the management of syphilis 2015. Int J STD AIDS 27 : 421-446, 2016

2 淋菌感染症

淋菌感染症のイメージ

- 典型的には強烈な痛みを伴う尿道炎．しかし，咽頭や皮膚・関節の症状，果ては感染性心内膜炎まで起こし得る，侮れない感染症の一つ．
- 淋菌感染症治療の歴史は抗菌薬耐性淋菌との戦いの歴史とも言えるが，近年は特に耐性化が著しく，いずれ使える抗菌薬がなくなってしまうのではないかと臨床医の頭を悩ませている．
- 尿道分泌物のグラム染色でバシッと診断できても，治療失敗のリスクとは常に隣り合わせである．
- 淋菌感染症を制圧するには，無症状者を含めた早期発見・早期治療が重要．

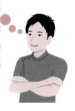

▶症例

35歳，男性．主訴は排尿時痛．3日前から排尿時の違和感があり，2日前から痛みが出現したため，外来受診した．全身状態は良好で，バイタルサインは異常なし．数日前に性風俗店を利用し，オーラルセックスのサービスを受けた．

身体所見：発熱なし，その他のバイタルサインも異常なし．頭頸部・胸部・腹部・四肢に特記すべき異常なし．尿道から膿性の分泌物あり．尿中白血球3+，尿道分泌物のグラム染色で，多数の

白血球とグラム陰性球菌の貪食像を認める（図1）.
淋菌性尿道炎と診断し，セフトリアキソン1g単回＋アジスロマイシン500 mg/日×3日間を処方した．1週間後のフォローアップで自覚症状の改善を確認した．提出した尿道分泌物のポリメラーゼ連鎖反応（polymerase chain reaction：PCR）検査ではNeisseria gonorrhoeaeが陽性，Chlamydia trachomatisが陰性だった．

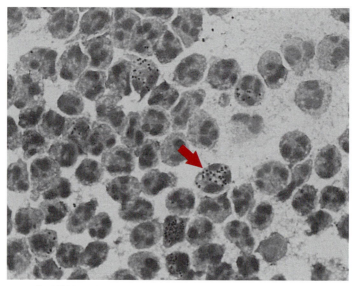

図1 ▎淋菌性尿道炎の尿道分泌物のグラム染色像 （巻頭カラー参照）

1 淋菌性尿道炎

淋菌の感染部位は，尿道，咽頭が多く，まれに血流感染も起こします．

典型的な尿道炎は，3〜7日間程度の潜伏期間を経て急性に発症し，強い排尿時痛と膿性の尿道分泌物が見られるのが特徴です．一方で，**頻度は低いものの無症候性の淋菌性尿道炎も存在します**．母集団によって割合は変動しますが，例えば様々な背景の人口を対象に中国，インド，ペルー，ロシア，ジンバブエで行われたスクリーニング検査では，淋菌性尿道炎のうち無症状だったのは55％にも達すると報告されています[1]．もちろん，本人が無症状でも他者への感染性は有していますので，無症状の感染者をいかに効率良く拾い上げていくかは今後の課題です．

淋菌性尿道炎の診断には尿道分泌物のグラム染色が有用ですが，感度は100％ではないため核酸増幅検査も行います．また，**淋菌の耐性化は世界的な問題となっている**ため，尿道分泌物の一般細菌培養も積極的に提出します．培養提出の際に注意していただきたいのですが，**淋菌は低温で死滅するため，痰や尿のように検体を冷蔵保存せずに常温保存しておく必要が**あります．

2 淋菌性咽頭炎

淋菌性咽頭炎はクラミジア咽頭炎よりも排除されにくい性質を持っており[2]，長引く咽頭炎を診たら，ぜひ淋菌性咽頭炎を鑑別に挙げたいところです．しかし，困ったことに，尿道炎とは違い**淋菌性咽頭炎のほとんどは無症状から軽症**のため，本人の自覚がないままオーラルセックスにより次の感染者を生み出している可能性があります．診断はSDA（strand displacement amplification）法やTMA（transcription-mediated amplification）法などの遺伝子検査で淋菌の遺伝子を検出するか，咽頭培養検査を行います．また，咽頭には元々淋菌以外の*Neisseria*属が定着しているため，**グラム染色で見えたからといって，淋菌とは限らない点に注意が必要**です．淋菌性咽頭炎は症状が軽いので，性感染症のリスクがありそうな性交渉歴があっても，**咽頭炎症状がやけに強い場合は，通常どおり他の致死性疾患（急性喉頭蓋炎，扁桃周囲膿瘍，咽後膿瘍など）の除外から始める方が良い**でしょう．

3 淋菌性尿道炎・咽頭炎の治療

　現在，淋菌感染症の治療はセフトリアキソンが用いられます．振り返ってみると，淋菌感染症治療の歴史は抗菌薬耐性淋菌との戦いの歴史といっても過言ではないくらい，**淋菌の耐性化は大きな問題として人類の前に立ちはだかってきました**．しかもそれは，現在進行形で世界的に拡大中なのです．元々淋菌はペニシリン感受性でしたが，瞬く間にペニシリンへの耐性を獲得し，その後フルオロキノロンが主に使用される時代がありましたが，こちらも耐性化のためもはや使用できず，現在はセフトリアキソンが第一選択薬になっています（海外では 250 mg 筋注ですが，日本では 1 g 点滴静注が主に使用されています）．米国 CDC（Centers for Disease Control and Prevention）のガイドラインでは，セフトリアキソンに加え，アジスロマイシンの併用が推奨されています．併用の理由として，治療効果を上げること，セファロスポリン系抗菌薬への耐性獲得を遅らせること，共感染が多いクラミジア感染症の治療も兼ねること，などが挙げられています[3]．個人的には，グラム染色で明らかなグラム陰性球菌が見られていて，かつ医療機関へのアクセスが良く，患者さんの了解が得られるのであれば，クラミジアの遺伝子検査を提出しつつ，まずは淋菌に対する治療のみ（セフトリアキソン 1 g 単回点滴静注）を行い，もしクラミジアも陽性になるのであれば，後日フォローアップの際にクラミジアに対する治療を追加する，という方法もアリかと思います．ただし，医療機関へのアクセスが良いとは言え，自覚症状が消失したらその後の外来に訪れない人もいますので，全て単回で終わらせられる併用治療はそういう点で魅力的です．治癒判定のための再検査は行わなくてもよいとされています．

　ところで，セフトリアキソンがあれば淋菌感染症の治療は当分安泰なのでしょうか……？　"抗菌薬は使えば使うほどその抗菌薬を失う（耐性菌が生まれてくる）" という格言は，まさに淋菌感染症治療の歴史にも当てはまります．つまり，**このままセフトリアキソンを使い続ければ，いつかはセフトリアキソンも効かなくなる可能性は十分にあるのです**．

　実際 2016 年に，恐れていたことが現実となって報告されています．

NEJM誌に，セフトリアキソン・アジスロマイシン・フルオロキノロン系抗菌薬の全てに耐性の淋菌性咽頭炎の症例が報告されたのです[4]．筆者もこの報告を読んだときには，「ついに出たか，大変だなぁ」とあまり実感なくぼーっと眺めていたのですが，何とこのケースは日本で感染した可能性が高いと記載されていました（!）．つまり，**非常に耐性度の高い淋菌が我々の生活環境内に潜んでいることを示唆している**のです．事実，北欧諸国の渡航者における耐性淋菌の感染リスクは，日本を含めたアジアへの渡航が最も高いという報告[5]もあり，淋菌感染症業界（?）では日本を含めたアジア諸国は世界から注目されているのです．

我々臨床医はグラム染色や核酸増幅検査などの検査によって，淋菌性尿道炎の診断にはあまり難渋せずに済みますが，実は，将来的に有効な抗菌薬がなくなるかもしれない危機的状況にあるということをぜひ覚えておきましょう．

淋菌性尿道炎・咽頭炎の治療

セフトリアキソン1g点滴静注単回＋アジスロマイシン1回1～2gを単回内服投与．

※日本性感染症学会ガイドライン2016では，スペクチノマイシンは咽頭への移行が悪く効果が劣るため，淋菌性尿道炎には使用しても，淋菌性咽頭炎には使用すべきでないと記載されています．淋菌性尿道炎や子宮頸管炎を診断したからといって，淋菌性咽頭炎がないとは言い切れませんので（軽症なだけに），どちらにも効果が期待できるセフトリアキソンの点滴が第一選択になっているのは非常に合理的だと思います．

---

4 播種性淋菌感染症

淋菌感染症は尿道炎が最も有名ですが，上述の咽頭炎や，皮膚・関節炎症状を起こす播種性淋菌感染症や，さらに感染性心内膜炎まで起こすことが知られています．代表例としてNEJM誌のImages in Clinical Medicineに掲載されたケース[6]を紹介します．

> ▶ **症例**
>
> 23歳女性．1週間続く右手第3指の腫脹を認め，整形外科医によって腱鞘炎と診断され，セファレキシンとインドメタシンが処方された．その後，数日にわたって四肢に疼痛を伴う皮疹が出現し，全身倦怠感と右足関節痛の悪化を主訴に救急外来を受診した．体温39.4℃，斑状疹，膿疱を認めた．白血球数は31,000/μLだった．3週間前にコンドームを使用しない性交渉があったことが判明し，子宮頸部の培養では *Neisseria gonorrhoeae* が陽性だった．患者の症状はセフトリアキソンの点滴静注後3日間で改善した．

播種性淋菌感染症の治療

セフトリアキソン1g点滴静注単回＋アジスロマイシン1回1〜2gを単回内服投与．
（セフトリアキソンは，関節症状を合併している場合は7日間投与，感染性心内膜炎を合併している場合は28日間投与する．）

文献

1) Detels R, et al. : The incidence and correlates of symptomatic and asymptomatic Chlamydia trachomatis and Neisseria gonorrhoeae infections in selected populations in five countries. Sex Transm Dis 38 : 503-509, 2011
2) Ota KV, et al. : Incidence and treatment outcomes of pharyngeal Neisseria gonorrhoeae and Chlamydia trachomatis infections in men who has sex with men: a 13-year retrospective cohort study. Clin Infect Dis 48 : 1237-1243, 2009
3) CDC : Sexually Transmitted Diseases Treatment Guidelines, 2015. MMWR Recomm Rep 64 : 1-137, 2015
4) Fifer H, et al. : Failure of Dual Antimicrobial Therapy in Treatment of Gonorrhea. N Engl J Med 374 : 2504-2506, 2016
5) Beaute J, et al. : Travel-associated gonorrhoea in four Nordic countries, 2008 to 2013. Euro Surveill vol 22, issue 20, 2017
6) Russ S, et al. : Images in clinical medicine. Disseminated gonococcal infection. N Engl J Med 352 : e15, 2005

3 非淋菌性尿道炎

非淋菌性尿道炎のイメージ

- 尿道炎患者の尿道分泌物グラム染色が陰性の場合，この尿道炎患者の原因微生物は淋菌以外の何かである可能性が高い．
- その筆頭がクラミジアであり，アジスロマイシン・ドキシサイクリンで十分戦える感染症である．遺伝子検査を提出したら，早速治療開始だ！
- しかし近年，Mycoplasma (M.) genitalium が台頭してきている事実が気掛かりである．なぜなら，M. genitalium はアジスロマイシン，ドキシサイクリンの両薬剤でも治療に失敗するリスクが少なくないからである．
- 非淋菌性尿道炎（NGU）の治療にはまだまだ課題は多い．

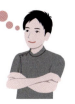

▶ 症例

38歳男性，パートナーは女性．1週間前に性風俗店でオーラルセックスのサービスを受けた．
前日からの尿道違和感，排尿時痛のため受診した．咽頭症状なし，リンパ節腫脹なし，発熱なし．尿道分泌物は明らかではなかった．性行為に関連した尿道炎と判断され，セフトリアキソン1g単回

> 点滴とアジスロマイシン 500 mg×3 日間が投与された．自覚症状は数日で改善し，後日判明した尿の核酸増幅検査では *Neisseria gonorrhoeae* は陰性だったが，*Chlamydia trachomatis* が陽性だったため，クラミジア性尿道炎と診断した．

1 非淋菌性尿道炎の診断・治療

　淋菌性尿道炎を疑った際には，基本的にクラミジアも同時に治療するので，クラミジア感染を単独で疑う状況というケースは臨床的にはあまりありませんが，ここで非淋菌性尿道炎（non-gonococcal urethritis：NGU）の代表格であるクラミジア性尿道炎と，非クラミジア性 NGU（non-chlamydial NGU：NCNGU）について説明します．クラミジア性尿道炎は淋菌性尿道炎と比べると症状が比較的軽く，潜伏期間も長めです．ただし，無症候性の尿道炎患者も淋菌性尿道炎よりも多いため，正確な潜伏期間の設定が難しい側面もあります．クラミジア性尿道炎の原因微生物である *Chlamydia trachomatis* は，主に性器を介して感染が成立しますが，結膜炎，精巣上体炎，子宮頸管炎，肝周囲炎，果ては反応性関節炎や新生児の肺炎など多彩な臨床症状を呈します（図 1）．

　クラミジアは細胞内寄生菌のため，ペニシリン系やセフェム系といったβラクタム系抗菌薬が無効であり，マクロライド系やテトラサイクリン系抗菌薬が適応となります．その使用の簡便さと副作用の少なさからアジスロマイシンの単回内服が推奨されており，テトラサイクリン系の中では，各種ガイドラインではドキシサイクリンが推奨されています．クラミジア以外では近年，マイコプラズマ（*M. genitalium*, *M. hominis* など），ウレアプラズマ（*Ureaplasma urealyticum*），トリコモナス（*Trichomonas vaginalis*），単純ヘルペスウイルス（herpes simplex virus type 1, 2）などが尿道炎の原因として認知されてきていますが，この中でも *M. genitalium* が NCNGU の中では頻度も多く，注目されています．

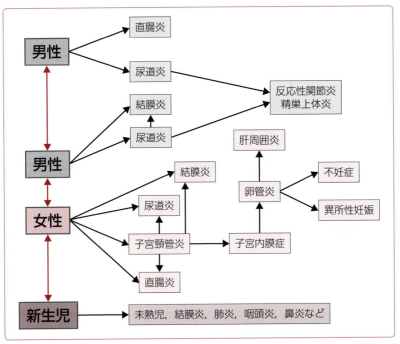

図1 | *Chlamydia trachomatis* 感染症の臨床症状
(Bennett JE, et al.：Chapter 182；Chlamydia trachomatis, Clinical manifestations. Mandell, Douglas, and Bennett's Principles and Practice of Infectious Diseases, 8th ed, Saunders, 2014, p2162 より引用, 一部改変)

NGU の治療（主に *C. trachomatis* を想定）

❶ アジスロマイシン1回1〜2gを単回内服投与．
❷ ドキシサイクリン1回100 mgを1日2回内服投与，7日間．
　（代替治療）レボフロキサシン1回500 mgを1日1回内服投与，7日間．

※性器クラミジア感染症に対して，アジスロマイシン1g単回内服投与とドキシサイクリン1回100 mg1日2回内服投与は，治療効果はほぼ同等とされています[1]．

2 NCNGU

　原因微生物が淋菌でもなく，クラミジアでもない尿道炎のことを，淋菌性でもクラミジア性でもない尿道炎（non-chlamydial non-gonococcal urethritis：NCNGU）と呼びます（そのまんまです）．

▶症例

28歳男性，パートナーは女性．度々不特定の女性との性交渉がある（直近では数日前）．2日前からの尿道違和感，排尿時違和感のため受診した．

咽頭症状なし，リンパ節腫脹なし，発熱なし．漿液性の尿道分泌物を少量認めた．尿道分泌物のグラム染色では多数の白血球を認めるが，グラム陰性球菌は見られなかった（図2）．

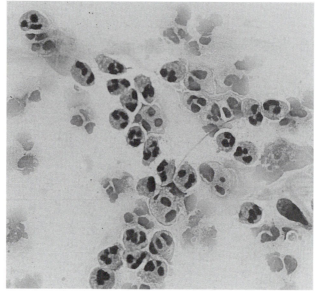

図2 ｜ NCNGUの尿道分泌物のグラム染色 （巻頭カラー参照）

> アジスロマイシン1g単回投与で治療されたが，数日たっても自覚症状は改善せず，再度受診．尿の核酸増幅検査では，*Neisseria gonorrhoeae*，*Chlamydia trachomatis* が共に陰性だったため，NCNGU と考えられた．抗菌薬をモキシフロキサシンに変更したところ，自覚症状は改善した．明らかな原因微生物は不明だったが，臨床経過からは *M. genitalium* をはじめとする何かが原因と考えられた．

a．*Mycoplasma genitalium* 感染症について

　上記はもやっとするケースですが，これが今の臨床のリアルだと思います．*M. genitalium* は NGU の 15～20％程度に，NCNGU の 20～25％に認められ，また再発性尿道炎の 30％程度も *M. genitalium* が原因とされています[2]．なぜか男性に多い感染症であり，その理由は未だ明らかにはされていません．女性の腟や子宮頸部，子宮内膜からも検出され，子宮頸管炎の 10～30％は *M. genitalium* が原因ではないかと言われています．また，直腸からも検出されることがありますが，必ずしも臨床症状と関連していないようで，その意義は現時点では不明です．

　その他，男性では亀頭包皮炎，慢性前立腺炎，精巣上体炎，女性では骨盤内炎症性疾患（pelvic inflammatory disease：PID）や不妊との関連も示唆されています．

1）診　断

　診断には尿道炎や子宮頸管炎などの臨床症状を呈している場合には核酸増幅検査が有効ですが，日本での保険適用はありません．実臨床では淋菌とクラミジアのポリメラーゼ連鎖反応（polymerase chain reaction：PCR）が陰性の尿道炎で疑うことになりますが，現時点では臨床現場で確定診断することが困難です．

2）治　療

　治療については，まずは頻度が多いクラミジア性尿道炎から治療を行う

ことが一般的なので，クラミジアに対する治療としてアジスロマイシンまたはドキシサイクリンなどのテトラサイクリン系抗菌薬で治療が開始されることが多いと思います．現状，*M. genitalium* への第一選択薬はアジスロマイシン1〜2g単回投与です．ただし，全例で有効というわけではなく，その感受性が徐々に低下してきていることが危惧されています．2015年に発表された *M. genitalium* に対するアジスロマイシン1gの単回投与の治療効果を見たメタアナリシスでは，治療奏効率が67％程度にまで下がってきており[3]，新たな治療戦略が求められています．アジスロマイシンはクラミジア性尿道炎の治療で使用されるため，感受性があれば *M. genitalium* も一緒に治療できますが，アジスロマイシン耐性の *M. genitalium* が原因であれば，上記ケースのように，"淋菌性でもない，クラミジア性でもない，アジスロマイシンが効かない尿道炎"という臨床像をとります．

アジスロマイシン以外の候補としてはモキシフロキサシンがあります[2,4]．モキシフロキサシンは当初ほぼ100％の治療効果が報告されていましたが，2017年のメタアナリシスでは2010年以降，モキシフロキサシンによる *M. genitalium* の除去率は100％から89％へと低下してきていることが示されました[5]．

次の一手として注目されているのが，日本性感染症学会のガイドライン2016でも推奨されているシタフロキサシン（商品名：グレースビット；1回100 mgを1日2回内服）です．シタフロキサシンの治療効果については日本からの報告が主ですが，症例数は少なく，今後のさらなる研究が望まれます[6,7]．これら効果の高いフルオロキノロン系抗菌薬も，当然のことながら乱用すると早期の耐性化を招く危険性がありますので，臨床現場の流れに沿って，アジスロマイシンでも改善しない場合または重症例に対するオプションとして，モキシフロキサシン，シタフロキサシンは温存しておいた方が良いかもしれません．実際， *M. genitalium* のマクロライド・フルオロキノロン系抗菌薬への耐性が日本で増加してきているとの報告があり[8]，性感染症診療においても，日常診療における抗菌薬の不適正な使用が耐性化に関連しているのではないかと思います．

実際に，クラミジア性尿道炎をはじめとした NGU にアジスロマイシンを第一選択としていたノルウェー，デンマークでは，*M. genitalium* のマクロライド耐性がそれぞれ 56%，57% にみられたのに対して，ドキシサイクリンを第一選択薬としていたスウェーデンでは，マクロライド耐性率は 18% にとどまっていたそうです[9]．

なお，テトラサイクリン系抗菌薬はマクロライド系抗菌薬と比べて治療効果が劣ることが示されていますので推奨されません[10]．ドキシサイクリン vs アジスロマイシンで無作為比較対照試験（randomized controlled trial：RCT）が複数行われましたが，いずれもドキシサイクリンの方が治療効果が劣るという結果でした[11]．

b．トリコモナス尿道炎

トリコモナス感染症は *Trichomonas*（*T.*）*vaginalis* による感染症で，主に男性では尿道炎（いわゆる NCNGU）を，女性ではトリコモナス腟炎を起こします．尿道炎を起こす場合は大抵，その他の微生物と混合感染していることが多いのですが（淋菌など），無症状のことも多い感染症です．米国のアラバマ州のクリニックで *T. vaginalis* の PCR 検査を行った研究では，有症状患者の 20% で *T. vaginalis* が検出されましたが，無症状患者のスクリーニング検査でも 14.5% に *T. vaginalis* が検出されています[12]．

潜伏期間は 4〜28 日間と言われていますが，女性では無症候性の患者は 50% にも上るため，潜伏期間の推定は臨床的にはあまり有用ではありません．また，腟分泌物の直接鏡検でトリコモナスそのものを観察できることがありますが，感度は 60% 程度なので陰性でも否定ができません．無症状の患者ではさらに感度は低くなります[13]．直接鏡検で観察できなくても，培養検査（トリコモナス専用の培地があります）でトリコモナスを検出できる場合もあります．ただし，結果が得られるまで数日はかかります．女性で典型的な泡状の，悪臭を伴う帯下増加などがあれば疑いやすいのですが，男性の尿道炎では淋菌性でもない，クラミジア性でもない，どうやら NCNGU でもない……という場面で，トリコモナスかも，と思って治療してみる流れになるかと思います．

NCNGU のエンピリック治療

〈*Mycoplasma genitalium* をカバーする場合〉
❶ アジスロマイシン 1 回 1 g を単回内服投与．
❷ モキシフロキサシン 1 回 400 mg を 1 日 1 回内服投与，7 日間．
❸ シタフロキサシン 1 回 100 mg を 1 日 2 回内服投与，7 日間．

〈*Trichomonas vaginalis* をカバーする場合〉
❶ メトロニダゾール 1 回 250 mg を 1 日 2 回内服投与，7 日間．
❷ メトロニダゾール 1 回 2 g 単回内服またはチニダゾール 1 回 2 g を単回内服投与．

※トリコモナス感染症に対するメトロニダゾールは，①は日本で保険適用されていますが，②は保険適用外になっています．一方，②のチニダゾールは日本でも保険適用されています．個人的には，「単回投与で済む方が，患者さんにとっても医療者にとっても楽だなぁ」と思います．

コラム　*M. genitalium* 感染症へのアジスロマイシンの投与方法は？

　現時点では，感受性があれば *M. genitalium* 感染症への第一選択薬はアジスロマイシンと考えられています．諸外国では，1 g 単回投与，または初回 500 mg 投与し，翌日から 250 mg/ 日で 4 日間投与のいずれかの投与方法が用いられてきました．いずれの方法でも治療効果は同等とされており[1]，利便性や服薬アドヒアランスの点から 1 g 単回が主に用いられているものと考えられます．では，アジスロマイシンは単回投与でよいとして，投与量は 1 g と 2 g のどちらが良いのでしょうか……？

　ガチンコで比較したデータは見つけられませんでしたが，2 g 単回のデータは日本からの報告が中心です．男性尿道炎を対象とした研究[2,3]では，細菌学的除去率は 71.4 〜 73 % であり，先のアジスロマイシン 1 g のメタアナリシスでの治療成功率が 67 % 程度だと考えると，臨床的意義のある差は見出せなさそう

です．さらなる研究が待たれますが，現時点では"NCNGUにはアジスロマイシン1g単回投与"という方針で良さそうです．なお子宮頸管炎を対象とした報告[4]でも，細菌学的治癒率はアジスロマイシン1gで86％（36/42例），2gで91％（19/21例）でしたので，1gでも2gでも大きな差はなさそうです．

文　献
1) Read TR, et al.：Azithromycin 1.5g over 5 days compared to 1g single dose in urethral Mycoplasma genitalium: impact on treatment outcome and resistance. Clin Infect Dis 64：250-256, 2017
2) Terada N, et al.：Antimicrobial efficacies of several antibiotics against uterine cervicitis caused by Mycoplasma genitalium. J Infect Chemother 18：313-317, 2012
3) Kikuchi M, et al.：Remarkable increase in fluoroquinolone-resistant Mycoplasma genitalium in Japan. J Antimicrob Chemother 69：2376-2382, 2014
4) Takahashi S, et al.：Clinical efficacy of a single two gram dose of azithromycin extended release for male patients with urethritis. Antibiotics (Basel) 3：109-120, 2014

文　献
1) Lau CY, et al.：Azithromycin versus doxycycline for genital chlamydial infections: a meta-analysis of randomized clinical trials. Sex Trans Dis 29：497, 2002
2) Taylor-Robinson D, et al.：Mycoplasma genitalium: from chrysalis to multicolored butterfly. Clin Microbiol Rev 24：498-514, 2011
3) Lau A, et al.：The efficacy of azithromycin for the treatment of genital Mycoplasma genitalium: a systematic review and meta-analysis. Clin Infect Dis 61：1389-1399, 2015
4) Jernberg E, et al.：Azithromycin and moxifloxacin for microbiological cure of Mycoplasma genitalium infection: an open study. Int J STD AIDS 19：676-679, 2008
5) Li Y, et al.：Meta-analysis of the efficacy of moxifloxacin in treating Mycoplasma genitalium infection. Int J STD AIDS 28：1106-1114, 2017
6) Ito S, et al.：Clinical and microbiological outcomes in treatment of men with non-gonococcal urethritis with a 100-mg twice-daily dose regimen of sitafloxacin. J Infect Chemother 18：414-418, 2012
7) Takahashi S, et al.：Clinical efficacy of sitafloxacin 100 mg twice daily for 7 days for patients with non-gonococcal urethritis. J Infect Chemother 19：941-945, 2013
8) Kikuchi M, et al.：Remarkable increase in fluoroquinolone-resistant Mycoplasma genitalium in Japan. J Antimicrob Chemother 69：2376-2382, 2014
9) Unemo M, et al.：Clinical and analytical evaluation of the new Aptima Mycoplasma genitalium assay, with data on M. genitalium prevalence and antimicrobial resistance in M. genitalium in Denmark, Norway and Sweden in 2016. Clin Microbiol Infect 2017 Sep 18. Pil: S1198-743X (17) 30504-9
10) Falk L, et al.：Tetracycline treatment does not eradicate Mycoplasma genitalium. Sex Transm Infect 79：318-319, 2003
11) Manhart LE, et al.：Efficacy of antimicrobial therapy for Mycoplasma genitalium infections.

Clin Infect Dis 61 (Suppl 8) : S802-S817, 2015
12) Schwebke JR, et al. : High rates of Trichomonas vaginalis among men attending a sexually transmitted diseases clinic: implications for screening and urethritis management. J Infect Dis 188 : 465-468, 2003
13) Krieger JN, et al. : Diagnosis of trichomoniasis: comparison of conventional wet-mount examination with cytologic studies, cultures, and monoclonal antibody staining of direct specimens. JAMA 259 : 1223-1227, 1988

4 性器ヘルペス

> **性器ヘルペスのイメージ**
> - 痛い，なんせ痛い……！ 陰部が痛い場合の鑑別の筆頭は性器ヘルペスだ．
> - 診断は見た目勝負なので，臨床の経験値が物を言う世界．経験の無さは画像検索や文献（症例報告など）でカバーするしかない．
> - 治療で難渋することはあまりないが，こいつはとにかく再発が怖い．いくら初感染時よりも症状が軽いからといって，年に何回も再発するのは著しく生活の質（quality of life：QOL）を下げるため，そんなときは再発抑制療法の出番だ．
> - 抗ヘルペスウイルス薬で治療する際は，腎機能のチェックもお忘れなく．

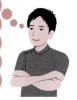

1 性器ヘルペスの症状

　性器ヘルペスは陰部（陰茎，陰唇，陰裂，尿道）に疼痛を伴う潰瘍性病変の代表格で，単純ヘルペスウイルス2型(herpes simplex virus-2：HSV-2)が主な原因微生物です（単純ヘルペスウイルスによる感染症は単純疱疹とも呼ばれます）．もちろん，単純ヘルペスウイルス1型（HSV-1）を口腔内に有する状態でオーラルセックスを行えば，相手に HSV-1 による性器ヘルペスが起こり得ますし，性器に HSV-2 を有する状態でオーラルセックスを行えば，相手の口腔内に HSV-2 による病変を作り得ます．また，**HSV-2 による性器ヘルペスは HSV-1 によるものに比べて再発も多く，**

表1 性器ヘルペスと梅毒の症状（主に陰部病変）の比較

	性器ヘルペス	梅毒
原因微生物	HSV-2，HSV-1	*Treponema pallidum*
潜伏期間	4〜7日間	1週間〜3か月（第1期梅毒）
陰部潰瘍	有痛性	無痛性
鼠径部リンパ節腫脹	有痛性	無痛性
性器外症状	HSV-1：脳炎，HSV-2：髄膜炎	全身

患者さんのQOLを著しく損ねます．鼠径部に有痛性リンパ節腫脹を呈することもあり，痛みを伴わない病変の多い梅毒とは対照的と言えます（表1）．ただし，性感染症は重複感染も多いため，性器ヘルペスと診断したとしても梅毒の検索は必ず行いましょう．

ヘルペスの臨床症状は初感染の方が再発時よりも症状が強く，時に発熱や倦怠感などの全身症状も見られます．HSV-2は性器外症状として，ウイルス性髄膜炎を起こすこともあります（一方で，HSV-1はウイルス性脳炎を起こすことで有名なのでした）．さらに，HSVが初感染時に仙骨神経根に侵入して炎症を起こすと，排尿障害，神経因性膀胱を来すことがあります．この状態をElsberg症候群と呼びますが，HSV感染以外でも生じるとされています．**性器ヘルペスを診断したら，尿閉などの泌尿器症状も必ずチェックしておきましょう．**

2 性器ヘルペスの診断

性器ヘルペスは，症状が出た場合は痛みも強く比較的分かりやすいのですが，自覚症状がなくてもウイルスが排泄されていることがあり，他の性感染症と同様に無症候性の伝播もあり得ます．つまり，自覚症状があれば診断は比較的容易なのですが，感染していても典型的な自覚症状を呈さず，診断されないままでいる人が多数存在するということです．**この傾向はHSV-1よりもHSV-2の方が強いとされています**[1]．

診断に最も有用なのは水疱の核酸増幅検査で，HSV-DNAのポリメラーゼ連鎖反応（polymerase chain reaction：PCR）を行います．また，

血清抗体検査（HSV-IgM，HSV-IgG）も利用できますが，感染初期では偽陰性になり得ること，初回血清で上昇が見られなかった場合に2週間後のペア血清で4倍以上の上昇を確認する必要があり，迅速性に劣ることなどから，実用性は今一つです．しかもヘルペスウイルスは，基本的には一度感染したら一生体内に潜伏しているため，抗体検査での評価には限界があります．感染症法に基づく届出基準では，届出に必要な臨床症状の項に**"男女ともに，性器や臀部にヘルペス特有な有痛性の1から多数の小さい水疱性又は浅い潰瘍性病変を認めるもの"**と記載されており，現状では臨床医の病歴聴取・身体診察による判断に委ねられています．

確かに，慣れてくると自覚症状と肉眼所見で性器ヘルペスを疑うことができますし，再発を繰り返す患者さんなどでは，患者さん自身が「そろそろ再発しそうな感じがする」と，潰瘍が出現する前に下肢の倦怠感などを主訴に医療機関を自ら受診して来ることもあります．もっとも，そんなに再発を繰り返すのであれば，あとで示す**再発抑制療法**を提案したいところです．

3 性器ヘルペスの治療

性器ヘルペスの治療は初感染の治療，再発例の治療，再発抑制のための治療の3つに大きく分けて考えます．**初発時，再発時には発症初期に近いほど効果が期待できるとされていますので，症状が出現して間もないうちに投与を開始できることが理想です．**

2017年現在，日本で使用できる薬剤はアシクロビル（商品名：ゾビラックス錠，アシクロビル錠），バラシクロビル（商品名：バルトレックス錠，バラシクロビル錠），ファムシクロビル（商品名：ファムビル錠）の3種類です．バラシクロビルはアシクロビルのプロドラッグで，体内でアシクロビルに変換されることで抗ヘルペスウイルス効果を発揮しますので，本質的にはアシクロビルと同じ薬です．ただし，アシクロビルが1日5回内服しなければならないのに対して，バラシクロビルは1日2～3回でよいので，服薬アドヒアランスの向上や患者さんの心理的負担を軽減できると

表2 ｜ 単純疱疹の初回治療，帯状疱疹の治療に関するファムシクロビルとバラシクロビルの腎機能障害時の1日投与量

クレアチニン クリアランス (mL/min)	ファムシクロビル	
	単純疱疹	帯状疱疹
≧ 60	250 mg × 3	500 mg × 3
40 〜 59		500 mg × 2
20 〜 39	250 mg × 2	500 mg × 1
< 20	250 mg × 1	250 mg × 1

クレアチニン クリアランス (mL/min)	バラシクロビル	
	単純疱疹	帯状疱疹
≧ 50	500 mg 12 時間ごと	1,000 mg　8 時間ごと
30 〜 49		1,000 mg 12 時間ごと
10 〜 29	500 mg 24 時間ごと	1,000 mg 24 時間ごと
< 10		500 mg 24 時間ごと

（添付文書より）

いう利点があります．

　初回治療と再発時の治療で微妙に治療期間が異なるのが少しややこしいところですが，例えばバラシクロビルでは，初感染の性器ヘルペスには1回500 mgを12時間ごと，7〜10日間内服投与するのに対し，再発例では同量を3日間です[1]．日本性感染症学会ガイドライン2016では，初発は上記用量を5〜10日間，再発では5日間が推奨されています．日本のバラシクロビルの添付文書には日数の記載がないので，**筆者は，臨床経過次第で現場の臨床医が治療期間を判断してよいと解釈しています**．

　主な副作用は3剤とも概ね共通していて，**頭痛，嘔気，下痢，めまい**などが起こり得ます．重篤な副作用で注意したいのが，**脳症**と**腎障害**です．特に，腎機能障害患者への投与時には注意が必要です（表2）．腎機能障害患者ではアシクロビル濃度が上昇しやすく，脳症や腎障害を起こすリスクが相対的に高くなるからです．アシクロビル脳症では意識変容，錯乱，昏迷，四肢の振戦や痙攣，意識障害，構音障害など様々な症状を呈します[2]．治療としては，アシクロビルの中止と補液などの対症療法によって数日で改善しますが，血液透析まで要することもあります（それにしても，まる

でヘルペス脳炎のような症状がヘルペスの治療薬の副作用で起こってくるというのは興味深い事象です）．実際にヘルペス脳炎の治療中にこの副作用が出たら，難しい判断を迫られると思います．

アシクロビルによる急性腎不全は，多くは静脈内投与時にみられ，基本的には腎障害も可逆的です．やはり，血中濃度上昇と関連していると言われています．機序としては，結晶が尿細管に析出して閉塞することで腎障害が起こる結晶誘発性腎症だと考えられています[3]．こちらの治療も，薬剤の中止と補液などの対症療法が中心になります．

また，ヘルペスの治療において意外に見落とされがちなのが，**ヘルペスウイルスによる感染症は「痛い」感染症であるため，抗ウイルス薬と同時に鎮痛薬も処方されることも多い**ということです．例えば，鎮痛薬としてよく処方される非ステロイド系抗炎症薬（nonsteroidal anti-inflammatory drugs：NSAIDs）ですが，それ自体が腎血流を低下させる作用があるため，NSAIDsとアシクロビルを同時に投与する際には，**「潜在的にアシクロビルの副作用のリスクが上がっているかもしれない」**と思いながら慎重に経過をフォローする必要があります．実際に筆者も，帯状疱疹の治療でNSAIDsとバラシクロビル（常用量）を同時に処方された高齢女性が，めまい・ふらつきを主訴に紹介受診され，採血で元々血清クレアチニンが1.0 mg/dL程度だったのが3.23 mg/dLまで上昇しており，"NSAIDs＋バラシクロビル"の副作用の合わせ技と考えられたケースを経験したことがあります．この患者さんは，補液とバラシクロビル中止のみで数日で元の状態に改善しました．

4 性器ヘルペスの再発抑制について

性器ヘルペスは一度感染するとウイルスが一生体内に潜み，疲れやストレスなどを契機に再発を繰り返すことがあります．**再発が多く，患者さんの苦痛が強い場合には，再発抑制のために連日抗ヘルペスウイルス薬を内服し続けるという方法もあります**（表3）．内服すれば再発を100％防げるというわけではありませんが，免疫正常者における再発リスク低下率は

表3 性器ヘルペス再発抑制のためのバラシクロビル投与方法

クレアチニンクリアランス (mL/min)	≧ 50	30 〜 49	10 〜 29	< 10
バラシクロビル	500 mg 24 時間ごと		250 mg 24 時間ごと	

およそ80%前後とされています.長期投与に伴う副作用などが心配になりますが,アシクロビルに関しては6年[4],バラシクロビルに関しては1年間,内服し続けても安全面と効果の面で大きな問題はないとされています[5].これらの再発抑制をいつまで続けるべきかについては定められていません.ただし,時間がたつにつれ再発時の症状は軽くなり,再発の頻度も低下していくため,1年間継続した後に一旦中断してみて,再投与するかどうかを検討することが提案されています[1].なお,再発抑制治療中に再発してしまったら,症状の強さに応じて再治療したり,経過を見るだけだったりします.再治療するかどうかも,患者さんを診療した現場の臨床医の判断に任されています.

ちなみに,バルトレックス錠は単純疱疹,帯状疱疹だけでなく,水痘,性器ヘルペスの再発抑制,造血幹細胞移植におけるHSV感染症の発症抑制などに適応がありますが,ファムビル錠は2017年現在,単純疱疹と帯状疱疹にしか適応がありませんので,性器ヘルペス再発抑制目的で使用する際はバルトレックス錠を選択します(しかも,バラシクロビルの方がファムシクロビルよりも再発抑制効果が優れるとの報告もあります[6]).

性器ヘルペスの治療

（※腎機能障害例では減量が必要）

〈急性期〉

❶ バラシクロビル（バラシクロビル）1回1gを1日2回内服投与，7～10日間．

❷ ファムシクロビル（ファムビル）1回250 mgを1日3回内服投与，7日間（日本での承認投与期間は5日間）．

〈再発例〉

❶ バラシクロビル（バラシクロビル）1回500 mgを1日1回内服投与，3～5日間．

❷ ファムシクロビル（ファムビル）1回125 mgを1日2回内服投与，5日間．

〈再発抑制〉

バラシクロビル（バラシクロビル）1回500 mgを1日1回内服投与，1年間継続して再評価．

文献

1) CDC : Sexually Transmitted Diseases Treatment Guidelines, 2015. MMWR Recomm Rep 64 : 1-137, 2015
2) Asahi T, et al. : Valacyclovir neurotoxicity: clinical experience and review of the literature. Eur J Neurol 16 : 457-460, 2009
3) Dos Santos M de F, et al. : Nephrotoxicity of acyclovir and ganciclovir in rats: evaluation of glomerular hemodynamics. J Am Soc Nephrol 8 : 361-367, 1997
4) Goldberg LH, et al. : Long-term suppression of recurrent genital herpes with acyclovir: a 5-year benchmark. Arch Dermatol 129 : 582-587, 1993
5) Tyring SK, et al. : Valacyclovir for herpes simplex virus infection: long-term safety and sustained efficacy after 20 years' experience with acyclovir. J Infect Dis 186 (Suppl 1) : S40-S46, 2002
6) Wald A, et al. : Comparative efficacy of famciclovir and valacyclovir for suppression of recurrent genital herpes and viral shedding. Sex Transm Dis 33 : 529-533, 2006

5 骨盤内炎症性疾患，Fitz-Hugh Curtis症候群

> **PIDのイメージ**
>
> - 女性の発熱，腹痛では常に考える疾患．もし右上腹部痛ならFitz-Hugh Curtis症候群かもしれない．
> - 無症状のこともあるから全ては見つけられないが，不妊症の原因になるため，見逃すことなく治療に持ち込みたい．そして，治療の閾値も低くしておきたい．
> - 診断には子宮頸部の圧痛が重要．淋菌・クラミジア・腸内細菌を主にカバーする必要があり，複数の抗菌薬が必要になる．
> - PIDと診断したらもちろん，他の性感染症の検索もお忘れなく．

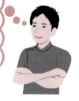

　骨盤内炎症性疾患はpelvic inflammatory diseases，略してPIDと呼ばれます．85％以上は性感染症または細菌性腟症に起因しており，残りの15％は腸内細菌や呼吸器系の細菌が原因になります．症状の持続期間によって急性〜慢性に分類され，それぞれで原因微生物が微妙に異なります（表1）[1]．臨床的に無症状のまま炎症が進行する潜在性のPIDも，やはり淋菌やクラミジアが原因のことが多く，未治療の性器クラミジア感染症の約15％がPIDに進行すると言われています．PIDと同時に，あるいはPIDが進行すると肝臓にまで炎症が波及し，肝周囲炎を起こします［Fitz-Hugh Curtis症候群（Fitz-Hugh Curtis syndrome：FHCS）］（図1）．

表1 ┃ PIDの臨床経過と原因微生物

臨床経過		原因微生物
急性（≦30日間）	子宮頸部由来	Neisseria gonorrhoeae Chlamydia trachomatis Mycoplasma genitalium
	細菌性腟症由来	Peptostreptococcus species Bacteroides species Atopobium species Leptotrichia species Mycoplasma hominis Ureaplasma urealyticum Clostridia* species
	呼吸器系由来	Haemophilus influenzae Streptococcus pneumoniae group A streptococci Staphylococcus aureus
	腸内細菌由来	Escherichia coli Bacteroides fragilis group B streptococci Campylobacter species
潜在性		Neisseria gonorrhoeae Chlamydia trachomatis
慢性（>30日間）		Mycobacterium tuberculosis（結核菌） Actinomyces species

*ClostridiaはClostridiumなどの属を含む上位分類の「綱」名.　　（文献1）より引用）

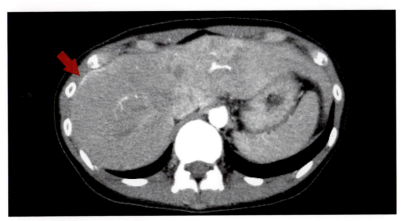

図1 ┃ FHCSによる肝周囲炎
肝表面に造影効果を認める（矢印）.

1 PIDの診断

　日本産科婦人科学会ガイドライン2014[2]，CDCガイドライン2015[3]に記載されているPIDの診断基準（表2, 3）では，主に下腹部痛や子宮/付属器の圧痛を必須項目とし，発熱や白血球数上昇などの炎症所見がある場合にPIDと診断する流れになっています．中でも，腟分泌物内の過剰な白血球の存在は炎症の存在を示唆しますので，診断に有用と考えられま

表2 ｜ PIDの診断基準（松田）

必須診断基準
1．下腹痛，下腹部圧痛（触診）
2．子宮/付属器圧痛（内診）

付加診断基準
1．体温≧38.0℃
2．体温≧37.0℃，白血球数≧8,000
3．白血球数≧10,000
4．ダグラス窩穿刺または腹腔鏡による滲出液（混濁，漿液性，膿性など）または炎症の確認

（松田静治：PIDの診断と治療．日産婦誌41：N82-N85（Ⅲ），1989より引用）

表3 ｜ PIDの診断基準（CDCガイドライン2015）

必須診断基準
1．子宮頸部可動痛
2．子宮圧痛
3．付属器圧痛

付加診断基準
1．口腔体温≧38.3℃
2．異常な子宮頸部の脆弱性や粘稠膿性帯下
3．腟分泌物内の過剰な白血球の存在
4．赤沈値の上昇
5．CRPの上昇
6．淋菌またはクラミジアによる子宮頸部感染の検査所見

特異的な診断根拠
1．子宮内膜組織診による子宮内膜炎の組織学的根拠
2．経腟超音波やMRIによる，卵管肥厚や卵管留水腫の所見
3．腹腔鏡でPIDに合致する所見

CRP：C-reactive protein（C反応性蛋白）　　　　　　　　　　　　　（文献3）より引用）

す．逆に，子宮頸管粘液が正常で腟分泌物に白血球も見られなければ，PIDではなく他の診断を考えた方が良いと言えます．産婦人科診療ガイドラインに記載されている"ダグラス窩穿刺または腹腔鏡による滲出液または炎症の確認"というのは侵襲度が高すぎますし，そもそも非専門医には困難な手技です．CDCガイドラインの**"腟分泌物内の過剰な白血球の存在"であれば直接鏡検またはグラム染色で確認できますし，鏡検でグラム陰性球菌が見えれば淋菌の存在も確認できます**ので，非専門医にはこちらの方が実用的かもしれません．ちなみに，子宮付属器の圧痛は内診で確認することになっていますが，内診に自信がない場合，直腸診で子宮頸部を圧迫することで圧痛の有無を確かめることもできます．

このように，典型的な症状を呈するPIDの診断はそんなに難しくありませんが，非特異的な症状の場合は難しいことがあります．2013年のPIDのレビューでは，卵管炎，子宮内膜炎の女性患者で38.5℃を超えて発熱するのは33%，粘稠膿性の子宮頸管粘液は56%にしか見られなかったとされています[4]．いずれにせよ，PIDはたとえ症状が軽くとも不妊症のリスクがあるため，**PID診断の閾値は低めに設定しておいた方が良いと思います**．なお，PIDと診断された全ての女性にヒト免疫不全ウイルス（human immunodeficiency virus：HIV）スクリーニング検査と淋菌・クラミジアの遺伝子検査が推奨されています．

2 PIDの治療

PIDは軽症であれば外来治療可能ですが，入院治療を要することもあります．基本的には，臨床感染症診療の原則どおり，原因微生物を突き止め，それに応じた治療を行いますが，**PIDでは早期の治療が優先されるため，培養などの検査結果が出る前に想定される微生物をエンピリックにカバー**します．

具体的には，**淋菌に対してはセフトリアキソン，クラミジアに対してはドキシサイクリン，嫌気性菌に対してはメトロニダゾール**が選択されます．大抵の腸内細菌科の細菌は，淋菌狙いのセフトリアキソンでカバーさ

表4 ｜ PID 治療における抗菌薬レジメンごとの治癒率

抗菌薬レジメン	治癒率	抗菌薬レジメン	治癒率
CTRX + DOXY	74.5%（72〜77%）	OFLX + MNZ	82.3%（77.7〜100%）
CTRX + AZM	90%	CLDM + GM	86.8%（39〜100%）
DOXY のみ	75%	CLDM のみ	45%
DOXY + MNZ	70%	MFLX のみ	75.7%（64.7〜90.2%）
OFLX のみ	69.7%（63〜95%）		

（文献6）より引用，一部改変）

CTRX：ceftriaxone（セフトリアキソン），DOXY：doxycycline（ドキシサイクリン），AZM：azithromycin（アジスロマイシン），MNZ：metronidazole（メトロニダゾール），OFLX：ofloxacin（オフロキサシン），CLDM：clindamycin（クリンダマイシン），GM：gentamicin（ゲンタマイシン），MFLX：moxifloxacin（モキシフロキサシン）.

れます．

　ドキシサイクリンではなくてアジスロマイシンではどうなのか，と思われるかもしれませんが，"セフトリアキソン 250 mg 単回筋注＋アジスロマイシン 1 g を 1 週間空けて合計 2 回内服"は，"セフトリアキソン 250 mg 単回＋ドキシサイクリン 100 mg 1 日 2 回 14 日間"よりも高い治療効果を示した無作為化比較対照試験（randomized controlled trial：RCT）が 2007 年に報告されています[5]．PID 治療では様々な抗菌薬の組み合わせが試みられており（表4）[6]，現時点ではセフトリアキソン＋ドキシサイクリンが推奨されていますが，テトラサイクリン系抗菌薬の効果に乏しい *Mycoplasma genitalium* なども PID の原因菌として注目されてきている以上，推奨抗菌薬が今後変更になることもあるかもしれません．2017 年のコクラン・レビューでも，アジスロマイシンの方がドキシサイクリンよりも治療効果が優れる可能性について言及されています[7]．

　治療が奏効すれば 3 日以内（72 時間以内）に臨床所見の改善が得られるはずですので，もし改善してこなければ診断と治療を再アセスメントし，産婦人科にコンサルトが必要です（もっとも，PID の初期治療を開始したら，以降のフォローは産婦人科でお願いすることが多いかもしれませんが）．なお，もし淋菌またはクラミジアによる PID だった場合は 3 か月後の再検査が推奨されます．

PIDの治療

〈外来〉

セフトリアキソン1gを単回点滴してから,ドキシサイクリン(またはミノサイクリン)1回100 mgを1日2回内服,14日間±メトロニダゾール1回500 mgを1日3回内服,14日間.

〈入院〉

❶ セフトリアキソン1gを24時間ごと点滴+ドキシサイクリン(またはミノサイクリン)1回100 mgを1日2回内服,14日間±メトロニダゾール1回500 mgを1日3回内服,14日間.

❷ アンピシリン・スルバクタム1回3gを6時間ごと点滴+ドキシサイクリン(またはミノサイクリン)1回100 mgを1日2回内服,14日間.

※文献的には,上記のドキシサイクリンをアジスロマイシンに変更可能と考えられますが,"1gを1週間空けて合計2回内服"という投与方法は日本では一般的ではありません.また,メトロニダゾールは嫌気性菌カバー目的で投与が考慮されますが,急性のPIDで必ず嫌気性菌をカバーすべきかどうかについては,まだ結論が出ていません.

コラム 男性のFHCSは存在するか?

FHCSというと,"女性の発熱・右上腹部痛"では鑑別に挙げよ(!)とよく言われますが,男性では考えなくてもよいのでしょうか? 実はまれながら,男性のFHCSの報告は存在します.ただし,臨床症状は女性と同じですが,淋菌が原因と判明したものもあれば[1],性感染症としての臨床症状がなかったり,原因微生物が不明であったり[2]と,その実態は未だ不明な点が多いのが現状です.淋菌性尿道炎やクラミジア性尿道炎でも無症候性のケースがありますから,明らかな性感染症の症状がなくてもFHCSを発症することは理論上あり得るとは思います.しかし,腹腔鏡検査で典型的な肝周囲炎の所見を呈したにもかかわらず,肝周囲粘膜・腹水・尿の細菌を検索しても全て陰性だったという報告もあり[3],もしかし

たら，男性のFHCSは女性のFHCSとはメカニズムや原因微生物が異なるのかもしれません．いずれの例もフルオロキノロン系抗菌薬で臨床症状が改善しており，何らかの微生物の関与は間違いないと思いますが……．この辺りはさらなる研究が待たれます．

文　献
1) Nardini P, et al.：Acute Fitz-Hugh-Curtis syndrome in a man due to gonococcal infection. J Emerg Med 48：e59-e62，2015
2) Yi H, et al.：Case of Fitz-Hugh-Curtis syndrome in male without presentation of sexually transmitted disease. World J Clin Cases 3：965-969，2015
3) Rouhard S, et al.：Fitz-Hugh-Curtis syndrome in a man. Endoscopy 46（Suppl 1 UCTN）：E1，2014

文　献
1) Brunham RC, et al.：Pelvic inflammatory disease. N Engl J Med 372：2039-2048，2015
2) 日本産科婦人科学会ほか（編）：産婦人科診療ガイドライン 婦人科外来編2014，2014
3) CDC：Sexually Transmitted Diseases Treatment Guidelines, 2015. MMWR Recomm Rep 64：1-137, 2015
4) Mitchell C, et al.：Pelvic inflammatory disease: current concepts in pathogenesis, diagnosis and treatment. Infect Dis Clin North Am 27：793-809，2013
5) Savaris RF, et al.：Comparing ceftriaxone plus azithromycin or doxycycline for pelvic inflammatory disease: a randomized controlled trial. Obstet Gynecol 110：53-60, 2007
6) Duarte R, et al.：A review of antibiotic therapy for pelvic inflammatory disease. Int J Antimicrob Agents 46：272-277，2015
7) Savaris RF, et al.：Antibiotic therapy for pelvic inflammatory disease. Cochrane Database Syst Rev：CD010285，2017

6 赤痢アメーバ症

> **赤痢アメーバ症のイメージ**
> - 主な感染経路は糞口感染，つまり性行為で感染するとしたら"肛門→口"の経路が必ず存在するはず．
> - 臨床症状は無症状から肝膿瘍まで幅広く，実は診断が難しい感染症の一つ．
> - 抗アメーバ抗体で引っ掛けて大腸内視鏡検査まで持ち込めれば治療はそこまで難渋しないが，無症候の患者をいかに拾い上げて治療に向かわせるかが今後の課題．

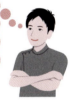

1 赤痢アメーバ症の臨床所見

　赤痢アメーバ症は，原虫である赤痢アメーバ [*Entamoeba*(*E.*) *histolytica*] が大腸粘膜へ感染することにより発症します．*E. dispar* や *E. moshkovskii* なども同じアメーバ属ですが，こちらは病原性はありません．*E. histolytica* の囊子（シスト）を経口摂取すると，胃〜小腸に達したシストが栄養型へと変化し，分裂を繰り返しながら大腸に到達して病原性を発揮します．その後，腸管内に残ったシストが糞便中に排泄され，それを他者が経口摂取することで新たな感染者を生み出していきます．

　典型的なアメーバ性腸炎では下痢，血便，腹痛などを来しますが，**必ずしも急性の症状だけではなく，慢性の下痢のこともあれば全く無症状のこともあります**．日本でも，無症状の便潜血陽性例に対して大腸内視鏡検査が施行された5,139例のうち，4人（0.1%）にアメーバ性腸炎を認めたと

いう報告があります[1]．場合によっては腸管内にとどまらず，血行性に転移してアメーバ性脳膿瘍・肺膿瘍・肝膿瘍を作るなど，非常に侵襲性の高い感染症を来すこともあります．そして，腸管外アメーバ症を発症していても，必ずしも腸管病変を合併するとは限らないところがまた診断を難しくしています．このように，赤痢アメーバ症の症状は多岐にわたり，"赤痢"というネーミングのイメージに実態があまりそぐわない疾患なのです．臨床症状の振れ幅が大きい赤痢アメーバ症ですが，現場の臨床医が疑うタイミングとしては，"長引く下痢"，"血便"，"直腸炎を診断したとき"などです．直腸炎に特徴的な症状は排便時痛，肛門性交痛，肛門からの分泌物増加，テネスムスなどですので，これらの症状を診たら直腸の診察を行います．また，肝膿瘍を診たときにも，常にアメーバが原因である可能性について考えるようにしましょう．

無症状の持続感染患者への対応はどうしたら良いのでしょうか？　無症状だったら取りあえず経過観察でしょうか？

例えば，2006〜2012年に国立国際医療研究センター エイズ治療・研究開発センターを受診した，初診のHIV感染者1,303名を対象に抗赤痢アメーバ抗体陽性率をみた解析では，初診HIV感染者の21.3％が抗赤痢アメーバ抗体陽性でした[2]（ちなみにこの陽性率の高さは南アフリカの都市住民やエジプトの農村住民と同水準です）．さらに，上記抗赤痢アメーバ抗体陽性者のうち，7割は赤痢アメーバ症の症状を呈さず，赤痢アメーバ症の既往もありませんでした．「感染してもこれだけ無症状なら，別に大きな問題にならないのでは？」と思いたいところですが，この無症状者のうち約2割は，1年以内に侵襲性アメーバ赤痢を発症することが分かっており，さらに，無症状でも約4割には大腸内視鏡で診断可能な赤痢アメーバ性潰瘍を認めることが明らかになっています[3]．つまり，無症状患者であっても治療対象になる患者が潜伏しているということなのです．しかも，無症状とは言え持続感染を起こしているので，便中にシストを排泄し続け，新たな感染者を次々と生み出すリザーバーになっている可能性もあります．ここ数年，非HIV感染者や女性でも抗赤痢アメーバ抗体の陽性率が上昇傾向にあるため[4]，無症候性のまま感染が広がっている可能性

があります．この無症候性感染者をいかに拾い上げて治療に向かわせるかが，公衆衛生上の大きな課題と言われています（ちなみに，日常生活でE. histolyticaが感染することはほぼありません）．

2 赤痢アメーバ症の診断

赤痢アメーバは経口感染で伝播していくため，"肛門→口"の経路があれば性行為によっても感染します．セックスにおいて"肛門→口"の経路が多い集団はmen who have sex with men（MSM）が中心ですが，男-女間のセックスでも"肛門→口"の経路があれば当然，感染が成立します．

赤痢アメーバ症の診断で特異度が高い検査は，便の直接鏡検です．鏡検により活発に泳ぐ栄養型アメーバ（図1）を検出できれば診断確定です

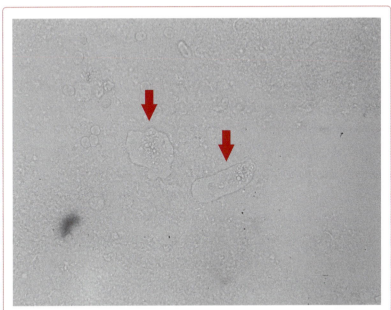

図1 ▎赤痢アメーバの栄養体（巻頭カラー参照）

URL：https://youtu.be/BQLaNeohXQM
こちらから動画もご覧いただけます．

が，便検査による虫体の検出感度は高くなく，検体採取後速やかに検査をしないと死滅してしまって偽陰性になるため，施設によっては鏡検による診断が困難な場合があります．また，"赤痢"の名のとおり，便潜血検査は感度が高い検査ですが，便潜血陽性を示す他の疾患との鑑別が問題になります．**抗赤痢アメーバ抗体検査**も回復期での感度は 90％以上ですが，急性期では感度 70％程度なので偽陰性になり得ること，既感染でも陽性になることなどから，単独の検査による診断には限界があります．実際は，血便や便潜血検査などをきっかけに大腸内視鏡検査を受けた結果，アメーバ性腸炎が発見されるパターンも多いです．なお，アメーバ性腸炎の病変部位は全大腸ですが，**特に盲腸または直腸に認める頻度が高いので**[5]，大腸内視鏡検査を依頼する際は回腸末端までの観察をお願いしましょう．

　無症候性患者の拾い上げはどうすればよいか，現時点では結論は出ていませんが，**まず保健所などで感度の高い抗赤痢アメーバ抗体検査を行い，陽性であれば便潜血検査と原虫鏡検を行い，いずれか陽性であれば医療機関へ誘導し大腸内視鏡検査を受けてもらう**，という流れが提唱されています（図 2）[6]．各部署間の連携や費用面などの課題は多いですが，有症状者のみを診断・治療する方法では流行の阻止には有効ではないので，無症候性の赤痢アメーバ持続感染者をいかに拾い上げ，治療するかが今後の課題なのです．

3 赤痢アメーバ症の治療

　赤痢アメーバ症の治療は，**急性期治療**と**シスト駆除**に分けて考えます．急性期の治療はメトロニダゾール 1 回 500 mg を 1 日 3 回，10 〜 14 日間投与します．

　一方シスト駆除ですが，こちらはパロモマイシン（商品名：アメパロモ）を使用します．日本を含めた先進国では，基本的にはシストも駆除する流れが一般的です．

　また，アメーバ性肝膿瘍は一般的に内科的治療のみで治療可能です．治療開始後に一過性に臨床症状が悪化したり，膿瘍サイズが増大したりする

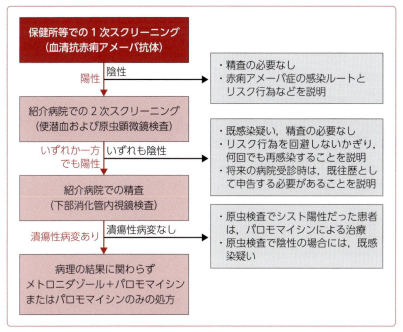

図2 潜伏性赤痢アメーバ感染者を発見・治療するための考え方

(文献6) より引用)

こともありますが，保存的治療で慎重に経過をフォローしていきます．基本的にドレナージは不要とされていますが，経過から細菌性肝膿瘍との鑑別が難しい場合には膿瘍穿刺が必要になってきます．

赤痢アメーバ症の治療

〈急性期〉

メトロニダゾール1回500 mgを1日3回内服，14日間．
（重症例では，メトロニダゾール1回500 mgを1日3〜4回点滴静注）

〈シスト駆除〉

パロモマイシン1回500 mgを1日3回内服，10日間．

4 フォローアップ

　赤痢アメーバは何度でも感染し得るため，**とにかく"肛門→口"の経路が存在するリスク行為を避けてもらうよう説明します**．パロモマイシンを投与してシストを駆除しても，リスク行為で再感染すれば再治療が必要になってくるからです．事実，シストのキャリアが多いとされる MSM では，感染者のシストだけ駆除しても，キャリアの多いコミュニティに戻ってリスク行為が繰り返されれば結局再感染するので，MSM におけるシスト駆除の必要性については controversial です[7]．

コラム　その虫垂炎の原因はアメーバかもしれない……?!

　急性虫垂炎は腹痛の原因としてコモンな疾患であり，救急外来をしていると度々出遭う疾患です．その主な原因は腫瘍や糞石による虫垂根部の閉塞ですが，閉塞のない急性虫垂炎の原因が赤痢アメーバ感染のことがある，ということをご存じでしょうか？

　アメーバ性虫垂炎の臨床症状は，ほとんどの例で発熱・右下腹部痛を呈し，下痢は 14％ のみでみられます．腹部 CT 所見も，通常の非アメーバ性の急性虫垂炎と比べて，アメーバ性虫垂炎に特異的な所見はないとされています．抗赤痢アメーバ抗体の陽性率もアメーバ性虫垂炎と非アメーバ性虫垂炎で有意差はないため，術前診断は極めて困難と言えます．

　では，なぜこのように問題視しているかというと，アメーバ性虫垂炎は，手術のみでは，虫垂切除後の縫合部位に残存した赤痢アメーバが，術後の穿孔や腹腔内膿瘍などの合併症を起こし得るからです．これらの合併症は 20 ～ 30 ％ 程度で起こるとされており[1]，見逃したくないところです．

　赤痢アメーバ症の組織診断では periodic acid–Schiff（PAS）染色が有用とされていますが，虫垂切除後の病理検査で hematoxylin–eosin（H&E）染色のみが施行された場合には，赤痢アメーバ症と診断されないリスクがあります．赤痢アメーバは糞便

を介して経口感染するため，MSM や commercial sex worker（CSW），HIV 感染症といった背景を持つ人たちで感染リスクが高いとされています．これらの人が急性虫垂炎と診断された場合にはアメーバ性虫垂炎の可能性も考え，手術検体に PAS 染色を追加してもらうよう，臨床医から病理医に依頼することが重要です[2]．

　手術後速やかに穿孔や膿瘍形成が起こるわけではないので，患者さんの病状次第ではありますが，通常は病理検査結果が出るまで待てることがほとんどです．治療は，通常の赤痢アメーバ症と同様，メトロニダゾールの内服で OK です．

文　献
1) Otan E, et al.：Amebic acute appendicitis: systematic review of 174 cases. World J Surg 37：2061-2073，2013
2) 小林泰一郎，ほか：アメーバ性虫垂炎．IASR 37：245-246，2016 年 12 月号

文　献
1) Okamoto M, et al：Amebic colitis in asymptomatic subjects with positive fecal occult blood test results: clinical features different from symptomatic cases. Am J Trop Med 73：934-935, 2005
2) Watanabe K, et al.：Clinical significance of high anti-entamoeba histolytica antibody titer in asymptomatic HIV-1-infected individuals. J Infect Dis 209：1801-1807, 2014
3) Watanabe K, et al.：Asymptomatic intestinal amebiasis in Japanese HIV-1-infected individuals. Am J Trop Med Hyg 91：816-820, 2014
4) Yanagawa Y, et al.：Increases in Entamoeba histolytica antibody-positive rates in human immunodeficiency virus-infected and noninfected patients in Japan: A 10-year hospital-based study of 3,514 patients. Am J Trop Med Hyg 95：604-609, 2016
5) Nagata N, et al.：Predictive value of endoscopic findings in the diagnosis of active intestinal amebiasis. Endoscopy 44：425-428, 2012
6) 渡辺恒二：血清抗赤痢アメーバ抗体検査：潜伏性赤痢アメーバ持続感染者スクリーニングとしての可能性．IASR 37：248-249，2016 年 12 月号
7) Hung CC, et al.：Entamoeba histolytica infection in men who have sex with men. Lancet Infect Dis 12：729-736, 2012

7 HIV感染症

> **HIV感染症のイメージ**
> - もうかつての死の病のイメージはないが，未だ診断されずにいるHIV感染者が多いのも事実．
> - 総合診療医としては，エイズ（AIDS）を発症する前の状態で彼らを発見し，HIV専門医へとスムーズに繋げていきたい．
> - また，慢性疾患としてのHIV感染症への対応も迫られる時代になってくるだろう．

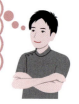

　ヒト免疫不全ウイルス（human immunodeficiency virus：HIV）感染症は，これだけで極めて深い専門性を有する分野ですので，ここで全てを語ることはできません．詳しく知りたい方はぜひ，成書を手に取って参照いただきたいのですが，ここでは総合診療医でも知っておきたいHIV感染症に関する事柄について説明していきたいと思います．

　HIV感染症は死に至る恐ろしい病……，かつてはそのような認識でしたが，**現在は抗HIV薬の進歩により長期生存が可能となりました．そして，良好にコントロールされたHIV感染症は，もはや慢性疾患の一つだとみなされるようにもなりました**．

　HIV感染症が慢性疾患になったことで何が起きてくるかというと，患者さんが例えば転勤や転職など，人生の様々なイベントをきっかけに，HIV診療に不慣れな医師が診療している地域に引っ越して来て，何かの際にクリニックを受診したりするかもしれません．さらに，そのまま高齢になれば施設入所が必要になるかもしれません．

やはり慣れていないと HIV 感染症というだけで身構えてしまうかもしれませんが，良好にコントロールされた HIV 感染症では，HIV に特有の疾患で悩むことはあまりありません．むしろ，日常生活で生じる問題の多くは，非 HIV 感染者と同じコモンな対応で解決できるものがほとんどです．また，HIV の主な感染経路は血液，母子，性行為ですので，日常生活を送る上では特別な感染対策は必要ありません．

以上は，患者さんが HIV に感染していることが分かっている状態での話ですが，患者さん自身が HIV 感染に気付いていない場合もあります．全く無症状のこともあれば，後天性免疫不全症候群［acquired immunodeficiency syndrome：AIDS（エイズ）］発症を機に HIV 感染症が判明したり，HIV に感染して間もない時期に急性 HIV 感染症としての症状を呈したり，と様々です．急性 HIV 感染症は症状からの診断が難しい病気ですが，患者さんが医療機関を受診した時点では HIV 感染症と診断されていないだけに，臨床医としてはその特徴をしっかりと頭に入れて備えておく必要があります．

HIV 感染症に関する非専門医向けの日本語書籍もいくつか出版されていますので，そちらもぜひ参照ください[1,2]．

1 HIV 感染症の基本的知識

HIV に感染後，未治療で経過すると，徐々に CD4 陽性 T リンパ球数（CD4 数）が低下し，いずれ日和見感染症を発症することはよく知られています．この CD4 数が，現在の HIV 感染症の免疫状態を最もよく表す指標になります．CD4 数が $200/\mu L$ を切ると，主に細胞性免疫不全に起因する日和見感染のリスクが増大し，CD4 数が低ければ低いほどそのリスクは増大していきます．通常，治療が奏効すると CD4 数は上昇に転じます．また，抗 HIV 薬で良好にコントロールされていれば，血中 HIV-RNA 量も検出感度以下になってきます（HIV-RNA 量は他者への感染しやすさの指標になります）．この CD4 数と血中 HIV-RNA 量が，現在の HIV 感染

症のコントロール状況の指標になります．

　CD4 数が安定して 200/μL を超えていれば過度に警戒する必要はなく，例えば，そのような HIV 感染症の患者さんが発熱・鼻汁・咽頭痛で受診したら，普段のかぜ診療と同じ対応でよいということになります．この場合，おそらく診断は"かぜ"でよいと思います．とにかく，CD4 数が安定していれば，特殊な感染症の可能性よりも，コモンな疾患である可能性の方がうんと高いと言えるのです．つまり，抗 HIV 薬治療中の患者さんが受診した場合には，"CD4 数と HIV-RNA 量"のこれらの 2 つの指標を患者さん自身，あるいはかかりつけの HIV 専門医に問い合わせて，現在の患者さんの状態を把握するところから始める，ということを知っておきましょう（※注意すべき点として，結核は CD4 数に関わらず HIV に感染しているというだけで発症リスクが高まるので，HIV 感染症が判明している患者さんではどんな状況でも，常に結核の可能性について一考するようにしましょう）．

　ところで，HIV 感染症に限らず，一般に，高齢になると高血圧，糖尿病，脂質異常症などのいわゆる生活習慣に起因する病態が問題になってきますが，このことは HIV 感染者でも同様です．それどころか，抗 HIV 薬自体の副作用や HIV の持続感染による慢性炎症の影響が上乗せされるため，より細かい配慮が必要になります．例えば，抗 HIV 薬のテノホビルは腎尿細管障害を起こすと言われており，プロテアーゼ阻害薬は脂質異常症や耐糖能異常を惹起すると言われています．また，HIV の持続感染による慢性炎症が血管内皮障害を起こすため，HIV 感染者は非 HIV 感染者と比べて心筋梗塞の発生率が高いなど[3]，動脈硬化性病変が増加することも知られています．

2 HIV 感染症の診断

　HIV 感染症の診断は，スクリーニング検査として感度の高い酵素結合免疫吸着測定（enzyme-linked immunosorbent assay：ELISA）法での検査を行い，陽性であればウエスタンブロット（Western blotting：WB）

表1 | HIVスクリーニング検査の概要

検査法		検出物質	陽性になるまでの日数
ELISA法	第1世代	IgG抗体	35〜45日
	第2世代	IgG抗体	25〜35日
	第3世代	IgG・IgM抗体	20〜30日
	第4世代	IgG・IgM抗体	15〜20日
		p24抗原	
WB法		IgG抗体	45〜60日
核酸増幅検査（PCR検査など）		RNA	10〜15日

PCR：polymerase chain reaction（ポリメラーゼ連鎖反応）　　　　　（文献4）より引用）

法で確認するという流れが基本です．スクリーニング検査のみ陽性の段階では偽陽性の可能性があるため，原則"HIV感染症の疑い"と患者さんに伝えてはいけません．事実，この時点でHIV感染症かどうかは判断できないわけですし，HIV感染症の可能性があると言われただけで非常にショックを受ける人も多いからです．確認検査の結果を待つ間に全く食欲が出ず，仕事にも行く気にならず，パートナーにも告げられず，一人落ち込んで身辺整理を始める，何ていうことにもなりかねません（自分ならどうでしょうか？）．それだけインパクトのあるHIV感染症の診断を伝えるときには，医療従事者も慎重にならなければなりません．「HIV感染症が疑われるので確認の検査を行います」ではなく，「判定が保留になったので別の検査で確認します」と伝える方が良いでしょう．

　スクリーニング検査に使用される検出試薬は，第1〜第4世代へと改良が重ねられて進化してきており，第1世代ではIgG抗体しか検出できなかったものが，第4世代ではIgG抗体だけでなく，IgM抗体，p24抗原まで検出できるようになり，その結果，より早期に診断できるようになりました（表1）[4]．ただし，HIVに感染後2週間以内の超急性期には，上記の抗原や抗体は陽性になっていないので，この時期は直接血中のHIV-RNAを測定します［核酸増幅法（nucleic acid amplification technique：NAT）；コマーシャルベースで検査可能です］．さらに早期，例えば感染後数日以内ではHIV-RNAですら検出できないので，この時点での診断

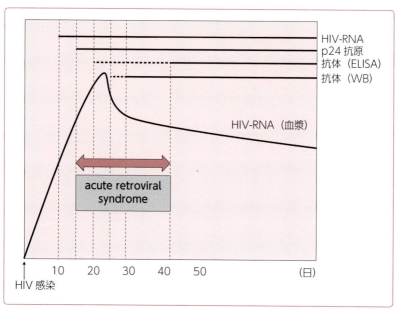

図1 ┃ 急性HIV感染症の各指標の検出可能時期　　　　　　（文献5）より引用）

は現時点では事実上不可能です（図1）[5]）（eclipse phaseと呼ばれます）．

　ちなみに，HIVスクリーニング検査は性感染症の既往または現在性感染症が疑われる場合には保険適用されますが，**これらの条件を満たさず，「念のため，心配だから」という理由では保険適用内で検査ができません**．その場合は，保健所などでの検査を勧めてあげてください（匿名・無料で検査してもらえます）．

3 HIV感染症の臨床所見

　一般に，HIV感染症を理解する際には，病期を大きく "**①急性感染期，②無症候性キャリア期，③AIDS期**" の3つに分けると理解しやすくなります．

a．急性感染期

　初めてHIVに感染すると，2〜4週間程度の潜伏期間を経て，感染者

の65〜95％で急性HIV感染症を発症します［急性レトロウイルス症候群（acute retroviral syndrome）とも呼ばれます］．主な症状は発熱，頭痛，倦怠感，咳，咽頭痛，リンパ節腫脹などで，いわゆる"よくある主訴"で来院します[6]．しかも，多くは自力で外来受診できる軽症〜中等症ですので，普通に一般内科外来や救急外来にやって来ますが，この時点でHIV感染症の可能性を考えていないと診断は困難になります．HIV感染症はセックスで感染しますので，感染リスクの考え方は他の性感染症と同様です．men who have sex with men（MSM），不特定多数のパートナーがいる人，commercial sex worker（CSW）などがハイリスクと考えられます．これらの背景が分かっていれば検査前確率は多少上がりますが，患者背景だけで判断できるわけでもないのが難しいところです．

急性HIV感染症診断のコツの一つは，患者背景に関わらず，いずれの主訴であっても，「まさかHIV感染症では……？」という考えを常に頭の片隅に入れておくことです．あとは，AIDS指標疾患に挙げられている疾患を診断した場合には，背景がどうあれHIV感染症の検査を積極的に行う必要があります（後天性免疫不全症候群"指標疾患"．厚生労働省ホームページ．http://www.mhlw.go.jp/bunya/kenkou/kekkaku-kansenshou11/01-05-07.html）．

急性HIV感染症は症状の幅が広く，全く無症状のこともあれば，14〜25％の患者でウイルス性髄膜炎や脳炎，顔面神経麻痺などを起こしたり，まれに，急性期にもかかわらず食道カンジダ症やサイトメガロウイルス腸炎，播種性帯状疱疹などを起こすこともあります．血液検査所見では35％の患者で白血球減少，血小板減少が，50％の患者で肝酵素上昇などがみられます（表2）[5, 7]．異型リンパ球の出現など，伝染性単核球症を呈して来院することもあります[8]．

なお，先に述べたとおり，急性HIV感染症を疑ったとしても，曝露から急性感染の症状が出現するまでの期間によってはスクリーニング検査が陰性のこともあります．同じく，WB法でも陰性または判定保留になることがあります．ですので，臨床症状や経過から急性HIV感染症を強く疑った際には，たとえHIVスクリーニング検査が陰性でもHIV-RNA検

表2 ｜ 急性HIV感染症の臨床所見

臨床症状	頻度(%)	臨床症状	頻度(%)	血液検査所見	頻度(%)
発 熱	25〜95	胃腸症状	30〜70	白血球減少	35
倦怠感	25〜90	(嘔気・嘔吐，下痢)		血小板減少	35
体重減少	20〜75	頭 痛	40〜60	肝酵素上昇	50
リンパ節腫大	10〜75	関節痛	20〜55		
筋肉痛	20〜70	寝 汗	10〜55		
咽頭痛	15〜70	口腔潰瘍	7〜35		
皮 疹	10〜70	無菌性髄膜炎	20〜25		

(臨床症状は文献5)，血液検査所見は文献7)より引用改変)

査をオーダーする必要があります（図1）.

　急性HIV感染症は未治療でも1〜3週間程度（最長6週間程度）で自然に改善するのですが，症状が治まったとしても，基本的に抗HIV薬による治療［抗レトロウイルス療法（antiretroviral therapy）；略してARTと呼ばれます］が推奨されます．もしこの時期に治療されないと，CD4数は確実に減少を続け，いずれAIDSを発症してしまうかもしれません．急性感染からAIDS発症までの期間は個人差があり，必ずしも長期間（数年以上）経過してからAIDSに至るとは限りません．さらに，急性期はウイルス排泄量も多いため，ここで発見しておかないと新たな感染者を生み出すリスクも高くなります．新たな感染者が生まれれば，当然その人も（診断されれば）一生，抗HIV薬を内服し続ける必要があり，医療経済的な負担も大きくなります．なお，以前はCD4数がいくつ以下になったら治療，というふうに待機的にARTを始めていたこともありますが，現在はどのステージにおいてもART開始を検討する流れになってきています[9]．治療すること自体が新たな感染者を減らす"Treatment as Prevention（予防としての治療）の時代"と言われています．

　ただし，ここでも費用の問題は常に付きまといます．1人のHIV患者にかかる薬剤費は月に20万円程度になるため，一生飲み続けたら膨大な金額になります．高額療養費制度を使えば，1か月間の患者さんの外来負担額は，所得に応じてですが，70歳未満で35,400〜150,000円＋α，70

歳以上で8,000〜44,400円に抑えられます．この制度はHIV感染症以外でも利用できますが，HIV感染症で，かつ免疫機能障害と認定されれば障害者手帳が取得でき，障害者自立支援制度の自立支援医療（更生医療とも呼ばれます）が適用されます．自立支援医療を受けた場合の自己負担額は，一定所得以上でも1か月に支払う費用が20,000円で済み，患者さんの負担は大きく軽減されます．しかし，免疫機能障害と認定されるにはいくつかの項目の基準をクリアする必要があり，全てのHIV感染症の患者さんがすぐに助成を受けられるというわけでもありません（http://www.pref.tottori.lg.jp/secure/290036/10mennekikinou.pdf）．また，心身障害者医療費助成制度はそれぞれの居住地域の自治体の管轄になるため，地方の狭いコミュニティだとHIV感染症と周囲に知られたくないため，あえて助成を受けなかったり，躊躇したりするという現実もあります．

コラム HIV感染症は根治できるのか……？

　2017年現在，HIV感染症はコントロールはできても治癒が難しい疾患との認識です．かつて，2011年にHIV感染の治癒症例が世界で初めて報告されました[1]．ARTでコントロール良好だった患者さんが，何と急性骨髄性白血病を発症してしまい，HIVが感染しにくいことが知られているCCR5Δ32ホモ接合体ドナーからの骨髄移植を受けたところ，移植後にHIVが検出できなくなった，という報告です．このケースは，HIVが体内から完全に除去された（可能性がある）世界初のケースであると考えられています．

　完全に除去できないまでも，急性感染の時期にARTを導入した14例の患者さんを数年間治療した後にARTを中断したところ，その後10年にわたり無治療にもかかわらず，HIV量が増加してこなかった，との報告もあります[2]．これは体内からHIVが除去されたわけではなく，機能的治癒（functional cure）と考えられています．

HIV感染症の根治に向けては現在も様々な知見が積み重ねられていますが，現時点では啓発活動や早期発見・早期治療により新たな感染者を増やさないこと（＝予防）が基本的な戦略になっています．世界に目を向けると，HIV感染のハイリスクグループ（HIV陰性が大前提）を対象に，抗HIV薬のエムトリシタビン・テノホビル（商品名：ツルバダ）1錠を内服し続ける方法で感染を予防する"曝露前予防（pre-exposure prophylaxis）"，通称 PrEP（プレップ）が話題に上がっています．この方法により感染リスクを86％減らしたと報告されており，その高い予防効果が示されています[3]．さらに，ツルバダ®をずっと内服し続けるのではなく，セックス前に2錠，セックス後に1錠内服するオンデマンド PrEP も同様の予防効果が報告されています[4]．PrEP は日本ではあまり知られておらず，費用面をはじめとした課題はまだ残っていますが，新規感染者を減らす新たな手段として注目されています．

文　献
1) Allers K, et al.: Evidence for the cure of HIV infection by CCR5Δ32/Δ32 stem cell transplantation. Blood 117: 2791-2799, 2011
2) Sáez-Ciriøn A, et al.: Post-treatment HIV-1 controllers with a long-term virological remission after the interruption of early initiated antiretroviral therapy ANRS VISCONTI Study. PLoS Pathog 9: e1003211, 2013
3) McCormack S, et al.: Pre-exposure prophylaxis to prevent the acquisition of HIV-1 infection (PROUD): effectiveness results from the pilot phase of a pragmatic open-label randomised trial. Lancet 387: 53-60, 2016
4) Molina JM, et al.: On-demand preexposure prophylaxis in men at high risk for HIV-1 infection. N Engl J Med 373: 2237-2246, 2015

b．無症候性キャリア期

　この期間は基本的に無症状で，スクリーニング検査で偶然発見される患者さんがこれに当てはまります．ただし，患者さん本人は無症状ですが当然ウイルス排泄は続いていますので，血液や体液を介しての他者への感染性は有しています．また，無症状のまま経過していても体内のCD4数は徐々に減少していっており，いずれは重篤な日和見感染症を発症してきま

す．無症状なだけに検査を受ける機会は限定的で，自分が HIV に感染していることを知らないまま過ごしている人は世の中にまだまだたくさんいます．何かのきっかけでたまたま検査を受ける機会があれば良いのですが，キャリア期の間に診断されなかった人が進行して，いよいよ AIDS を発症してから診断される，というパターンも未だ散見されるのは残念なことです（「《1章》1-2．HIV 感染症について」参照）．AIDS を発症してしまうと，疾患によっては後遺症を残したり，長期入院を要したり，場合によっては死に至ったり，と患者さんの肉体的・心理的負担は多大なものになります．ですので，**HIV 感染症は可能なかぎり AIDS を発症する前に発見して治療に繋げることが重要なのです．**HIV の検査は全国のほとんどの保健所や自治体の特設検査施設（東京都南新宿検査・相談室など）で"無料・匿名"で受けられます．自分が居住している地域以外の保健所でも可能です．都道府県別・地域別の検査場所や検査内容についての詳細は，"HIV 検査相談マップ"（http://www.hivkensa.com）にて確認できます．

c．AIDS（エイズ）期

HIV 感染症が進行すると，免疫正常者ではまず見られないような日和見感染症が起こってきます．日本における日和見感染症の頻度をみると，ニューモシスチス肺炎が最も多く，次にカンジダ症，サイトメガロウイルス感染症，活動性肺結核と続きます（図2）[10]．AIDS 指標疾患は，免疫抑制状態やステロイド使用などがあれば HIV に感染していなくても起こり得ますが，とにかく大切なことは，**AIDS 指標疾患を診断したら，必ず追加で HIV の検査を行う**ということです．AIDS 指標疾患も，HIV を想起しやすいものからそうでもないものまで多彩で，例えばニューモシスチス肺炎を起こしたら HIV は想起しやすいかもしれませんが，繰り返す細菌感染症（肺炎など），繰り返す帯状疱疹，食道カンジダ症，結核辺りは非 HIV 感染者でもあり得る状況ですので，うっかり HIV の検査をし忘れることもあるかもしれません．繰り返しになりますが，とにかくこれらの疾患をみたら，ぜひ HIV スクリーニング検査を追加で提案しましょう．HIV 感染症は適切に管理されれば，長期生存可能な感染症としてコントロールすることができます．未治療ではほぼ AIDS を発症して死に至り

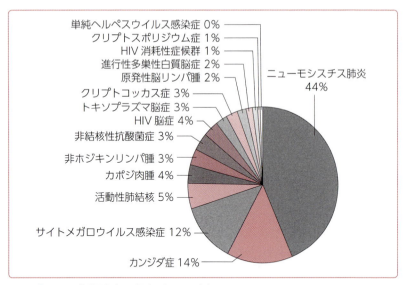

図2 ┃ AIDS指標疾患の頻度（2015年）　　　　　（文献10）より引用）

ます．つまり，HIVスクリーニング検査で早期発見することが命を救うことにも繋がりますので，"**救命のための検査**" という意義でぜひ検査を勧めていただきたいと思います．

　AIDS指標疾患を発症したら，もちろんその疾患の治療も必要ですが，**それぞれの疾患の治療内容やARTを開始するタイミングなどは，HIVの専門家に連絡して相談するようにしましょう**．国立国際医療研究センターのエイズ治療・研究開発センターのホームページも参考になります（HIV感染症とその合併症　診断と治療ハンドブック．http://hb.acc-info.jp）．また，患者さんを紹介する場合には指定自立支援医療機関のエイズ診療拠点病院（拠点病院診療案内．http://hiv-hospital.jp/area/?category=shitei jiritsu），またはHIV診療に長けた診療所が良いと思います．HIV感染症は医師1人で対応するのは困難な病気です．心理的・社会的サポートを含めてチームで診療に当たることが基本ですので，それらに慣れたスタッフのいる医療機関に通院することが望ましいと考えます．

> **コラム** PCPの正式名称
>
> 　ニューモシスチス肺炎は，以前は **P**neumocystis **c**arinii **p**neumonia という表記で「PCP」と呼ばれていました．ところが，長年 Pneumocystis carinii は原虫と思われていたのが，18S rRNA 遺伝子塩基配列による系統解析などから，原虫ではなく真菌であることが判明し，2000年代に入り，微生物名が Pneumocystis carinii から Pneumocystis jirovecii に変更されました．名前が変わったことで略語はどうなるのか，と一時懸念が広がりましたが，結局は **P**neumocystis (jirovecii) **p**neumonia という表記になり，以前と同じ「PCP」という呼び名のまま使われることになったのでした[1]．
>
> 　このように，遺伝子解析の結果で名称が変わることはよくあることで，最近では Clostridium difficile infection (CDI) の原因微生物である Clostridium difficile が Clostridioides difficile に改名されました[2]（Clostridium か Clostridioides か，細かいことを言い出すと現場では混乱するので，取りあえず略語で CDI と言っておくと間違いではないと思います）．
>
> **文　献**
> 1) 藤井　毅：Pneumocystis jirovecii（ニューモシスチス・イロベチイ）．日本臨床微生物学雑誌 26 (3)：195-201，2016
> 2) Lawson PA, et al.：Reclassification of Clostridium difficile as Clostridioides difficile (Hall and O'Toole 1935) Prévot 1938. Anaerobe 40：95-99，2016

4　HIV 感染症の治療

　HIV 感染症の治療薬は非常に数が多く，非専門家には敬遠されがちな領域ですが，基本は"NRTI 2剤"＋"INSTI または PI または NNRTI から1剤"です．長期的に HIV の増殖を抑えるためには，異なる作用機序の薬剤を適切に組み合わせることが有効であることが分かっているため，このような多剤併用の形になっています．ちなみに NRTI はヌクレオシド系逆転写酵素阻害薬（nucleoside analogue reverse transcriptase inhibitor）の略語で，別名"バックボーンドラッグ"とも呼ばれます．INSTIはインテグラーゼ阻害薬（integrase strand transfer inhibitor），PIはプロテアーゼ阻害薬（protease inhibitor），NNRTIは非ヌクレオシド系逆転写酵素阻害薬（non-nucleoside reverse transcriptase inhibitor）の略語です．INSTI, PI, NNRTIは国内では，別名"キードラッグ"と呼ばれます．

　"抗HIV療法の基本はバックボーンドラッグ2剤＋キードラッグ1剤"と筆者が初めてこの呼び方を聞いたとき，単純に「なんか，カッコいい……！」と感動したことを覚えています（後に，勉強しようと意気込んだら，あまりに複雑なその世界に全く溶け込めませんでした……）．とにかくHIVの分野は非常に進歩が速く，副作用や相互作用も複雑なため，非専門医が薬剤の詳細までアップデートしていくことは不可能な分野だ，と認識しておいてよいと思います．

　また，HIV診療のトレーニングを受けていない医師が，自分でARTを導入することもまずないと思われますので詳細は専門書に譲りますが，総合診療医が関わるとしたら，上記のような抗HIV薬を内服中の人が急性疾患などで受診した場合などが考えられます．HIV感染症と関係のない疾患を治療する際には，抗HIV薬との薬物相互作用に注意する必要があります．抗HIV薬によって併用する薬剤の濃度が変化したり，逆に，併用する薬剤によって抗HIV薬の濃度が下がったりすることは避けなければなりません．例えば，初期治療の推奨薬剤の一つであるPI（ダルナビル，リトナビルなど）はCa拮抗薬の作用を増強し，ワルファリン（商品名：ワーファリン）の濃度を下げます．一方で，βラクタム系抗菌薬やアセトアミノフェン，NSAIDsなどは相互作用の点からはあまり問題になりにくいと言われています．しかし，数ある抗HIV薬の薬物相互作用を全て覚えるのは不可能ですので，何か新しい薬を処方する際には，患者さんが内服している抗HIV薬との相互作用をその都度調べて確認するしかありません．筆者は普段，薬物相互作用を調べる際には，〝Epocrates〟というアプリの〝Interaction check〟を利用していますが，抗HIV薬と抗HIV薬以外の薬剤との相互作用を調べる際には，リバプール大学の〝HIV

Drug Interactions、(https://www.hiv-druginteractions.org/）というサイトが視覚的に見やすくてオススメです．日本語では，鳥居薬品のウェブサイトにある〝服アド手帖〟(https://www.torii-hiv.jp/fukuado/)のお薬・虎の巻の「第3章 薬物相互作用」も参照できます（ただし，判断に迷ったり心配な場合は，HIV専門機関に相談した方が良いのは間違いありません）．

なお，原則，抗HIV薬は1回たりとも中断せずに継続し続けることが望まれますが，現実には緊急手術などで抗HIV薬の内服を中断せざるを得ない場合もあります．良好にコントロールされたHIV感染症では，一時的な中断が致命的な事態を招くことはないため，中断してからHIV専門医に連絡しても大丈夫です．

5 HIV感染症のその他の課題

HIV感染症を取り巻く問題としては，予防だけでなく，**自宅療養が困難になった場合の長期療養先の問題**があります．HIV感染者が自宅以外での療養を要する場面は大きく2つあります．

一つは，**AIDS指標疾患を発症し，後遺症として日常生活動作（activities of daily living：ADL）の低下が残存して自宅療養が困難になった場合**です．HIV感染症は医学的にはコントロール可能な疾患になったものの，HIV感染に気付かず長期間経過し，AIDS発症を契機にHIV感染が判明するケースは未だに多くあります．中でも，HIV脳症や進行性多巣性白質脳症，トキソプラズマ脳症といった中枢神経系に影響するAIDS指標疾患を発症すると，後遺症により寝たきり状態となり，自宅退院が困難になるケースもあります．そうなると，自宅以外の長期療養先を探す必要があります．

もう一つは，HIV感染症が慢性疾患となったことによってHIV感染者も高齢化し，非HIV感染者と同様，**加齢に伴う身体機能・認知機能の低下で自宅療養が困難になった場合**です．HIV感染者も非HIV感染者と同様に，高血圧，糖尿病，脂質異常症など，加齢に伴って起きてくる変化へ

の対応が求められます．ADL が低下したとしても，認知症によって自分で服薬管理ができなくなったとしても，**抗 HIV 薬は基本的に一生内服し続ける必要があります**（もちろん，終末期には個別の対応が求められると思います）．既に超高齢社会に突入して久しい日本では，最期の時を老人保健施設（老健）や特別養護老人ホーム（特養）などで過ごす方も多くおられます．その中には，高血圧，糖尿病，慢性閉塞性肺疾患など様々な慢性疾患を併存していることも多いのですが，抗 HIV 薬にてコントロールされた HIV 感染症もその慢性疾患の一つに数えられます．

　これらの方々の持つ HIV 感染症に対して，特殊な感染対策は必要ありません．なぜなら，HIV 感染症の感染経路は主に血液，性交渉，母子感染であり，**通常の日常生活の中で感染するリスクは極めて低い**からです．介護者の立場からみると，入浴や食事介助の場面では予防策は不要です．口腔ケアなどの際は，粘膜からの出血があるかもしれないので手袋の着用が望ましく，汚物の処理に当たっても手袋やエプロン，マスクの着用が望ましいです．ただし，よく考えると血液や吐物を介して感染する病原体は他にもたくさんあるわけで，**HIV 感染症だからといって普段から行っている標準予防策以上の対策はやはり必要ありません**．ちなみに，HIV と同様の経路で感染が伝播する B 型肝炎ウイルスは，HIV の約 100 倍，C 型肝炎ウイルスは HIV の約 10 倍感染しやすいと言われています．とは言え，HIV 感染症は日本全体で見れば比較的まれな疾患であるせいか，疾患に対する理解が行き届いていないことがあります．

　2008 年の永井ら[11]の調査によると，**老健の 76.8 %，特養の 67.8 %，療養型病床保有施設の 83.5 %が「HIV 感染者の受け入れを考えていない」**と回答しています．現実問題として，例えば**老健では医療保険が適用されない**ため，高額な薬剤を必要とする患者の受け入れは老健の経営を圧迫します．実際，HIV 感染症に限らず，高額な薬剤を使用している患者が入所できなくて困っている場面を多く目にします．そのほか，本来は気にしすぎる必要のない**院内感染に対する不安**や，**診療経験の不足**，**職員数の不足**なども理由に挙げられています．

　一方で，「施設側のどのようなことが改善されると受け入れが可能か」

という質問に対しては，「職員のHIV感染症についての理解」が進めば受け入れるという記載もあります．したがって，HIV感染者が病院から施設へ移動する際に不安の声が聞こえるのであれば，その不安を和らげるべく，地域の医師や施設で働くスタッフとのディスカッションの機会を設けることなどが重要なのかもしれません．病院側のスタッフが受け入れ施設側に実際に出向いて知識や経験を共有するなど，具体的な解決の糸口をみんなで考える時期に来ていると思われます．

文献
1) 塚田訓久：非"専門家"のためのHIV感染症との関わり方．J-IDEO［2018年1月現在，連載中］
2) 岩田健太郎（編）：HIV/AIDS患者のトラブルシューティングとプライマリ・ケア，南山堂，2013
3) Triant VA, et al.：Increased acute myocardial infarction rates and cardiovascular risk factors among patients with human immunodeficiency virus disease. J Clin Endocrinol Metab 92：2506-2512, 2007
4) Owen SM：Testing for acute HIV infection：implications for treatment as prevention. Curr Opin HIV AIDS 7：125, 2012
5) Henn A, et al.：Primary HIV infection: clinical presentation, testing, and treatment. Curr Infect Dis Rep 19：37, 2017
6) Robb ML, et al.：Prospective study of acute HIV-1 infection in adults in East Africa and Thailand. N Engl J Med 374：2120-2130, 2016
7) Sun HY, et al.：Clinical presentations and virologic characteristics of primary human immunodeficiency virus type-1 infection in a university hospital in Taiwan. J Microbiol Immunol Infect 37：271-275, 2004
8) Corti M, et al.：An unusual case of primary human immunodeficiency virus infection presenting as mononucleosis-like syndrome and acute aseptic meningoencephalitis. Report of a case and review of the literature. J Family Med Prim Care 3：279-280, 2014
9) AIDSinfo. Guidelines for the use of antiretroviral agents in adults and adolescents living with HIV. https://aidsinfo.nih.gov/contentfiles/lvguidelines/AA_Recommendations.pdf (accessed 2018-01-18)
10) 日本医療研究開発機構 エイズ対策実用化研究事業「ART早期化と長期化に伴う日和見感染症への対処に関する研究」班．HIV感染症に伴う日和見合併症の全国実態調査．http://after-art.umin.jp/enq_hiyorimi.html (accessed 2018-01-18)
11) 永井英明，ほか：長期療養が必要なHIV感染者の受け入れ施設についての検討．IRYO 62：628-636, 2008

8 ヒトパピローマウイルス (HPV)感染症

1 HPV と子宮頸癌

　ヒトパピローマウイルス（human papillomavirus：HPV）はそれ自体が感染しても自覚症状はなく，全身性の炎症反応も起こさず，また感染しても約90％が2年以内に自然に排除されます．**最大の問題は持続感染の後に子宮頸癌を発症してくることで**，HPVと子宮頸癌の関係は，全ての癌の原因の中で最も癌と強い関連があると言われています[1]．特に，HPV16型・18型の持続感染が発癌と関連しているハイリスク型であり，これらのHPVの感染を予防することにより子宮頸癌の発生を予防することが重要と考えられています．

2 HPV ワクチン

　HPVワクチンは人類で初めて**癌を予防できるワクチン**として注目されており，2017年には，ノーベル賞の登竜門と言われる米国ラスカー賞をHPVワクチンの開発に貢献した研究者が受賞しました．現在，日本で使用可能なHPVワクチンにはサーバリックス®とガーダシル®があります．それぞれのワクチンの特徴について表1に示します．1998年にKoutskyら[2]によって施行されたHPV16型に対するワクチンの臨床治験で，子宮頸部のHPV16型感染が100％予防されたことを受け，両ワクチンとも臨床治験が行われ，**ワクチンでカバー可能なHPVの型に関連した前癌病変のCIN（子宮頸部上皮内腫瘍）2を100％予防することが示されました**（2017年時点ではエビデンスとしては前癌病変の予防までで，実際の子宮頸癌減少効果が確認されるまではまだ先になりますが，その恩恵は明らかとされています）．

表1 ┃ サーバリックス®とガーダシル®の比較（2017年現在）

	サーバリックス	ガーダシル
予防できる主なHPVの型	HPV16, 18型	HPV6, 11, 16, 18型
予防できる疾患	子宮頸癌・前癌病変 （CIN2+AIS）	子宮頸癌・前癌病変 （CIN2+AIS） 尖圭コンジローマ 再発性呼吸器乳頭腫症
接種量，経路	0.5 mL，筋注	
接種スケジュール	0, 1, 6か月	0, 2, 6か月
主な副反応 局所	局所の疼痛，発赤，腫脹など	
主な副反応 全身	倦怠感，頭痛，胃腸症状，筋肉痛，関節痛，蕁麻疹など	

CIN：cervical intraepithelial neoplasia（子宮頸部上皮内腫瘍），AIS：adenocarcinoma in situ（上皮内腺癌）．

　サーバリックス®，ガーダシル®共に8～9.4年間の長期に及ぶ観察でもその継続的な効果が証明され[3]（図1），**HPVワクチンの接種は世界的に推奨されています**．さらに，費用対効果も高く，先進各国だけでなくアジア諸国でも公費での定期接種，パイロットプログラムなどが増加し続けています．しかも，海外では9価のHPVワクチンが4価のHPVワクチンよりも予防効果が高いことが既に示されており[4]，今後は9価ワクチンが普及していくと思われます．

　HPVワクチンは，既にHPVに感染している場合はワクチンによる予防効果が得られないため，感染する前，つまり**セックスを始める前の年代（11～12歳頃）に接種を開始する**ことが推奨されています．24～45歳の女性ではワクチンによる予防効果は下がり[5]，46歳以上では現時点では有効性が証明されていません．ところで，よく考えてみると，セックスによって感染するのであれば，女性に感染させるのは多くの場合男性であるため，男性にもHPVワクチンを接種することが戦略的にも理にかなっています．そのため，**米国CDC**（Centers for Disease Control and Prevention）では**21歳以下の男性にも接種が推奨されています**[6]．

　米国以外にも，カナダ，英国，オーストリア，オーストラリア，ニュージーランドなどでは，男児・男性へのHPVワクチン接種が既に行われて

4価HPVワクチン（研究タイトル）	(FUTURE I and II)	(HPV-P 007)	(Nordic study P015)
女性の年齢	16〜26歳	16〜23歳	16〜23歳
HPV6,11,16,18型に関連するCIN2とその関連病態への効果	100%（95%CI：94〜100）	100%（95%CI：12〜100）	100%（NA）

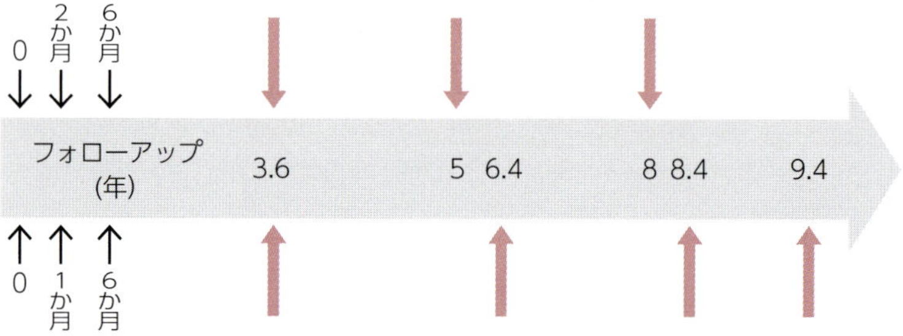

0か月 2か月 6か月
↓ ↓ ↓

フォローアップ（年）　3.6　　5　6.4　　8　8.4　　9.4

↑ ↑ ↑
0か月 1か月 6か月

2価HPVワクチン（研究タイトル）	(HPV 001)	(HPV 007)	(HPV 023)	(Extension HPV 023)
女性の年齢	16〜26歳	16〜23歳	16〜23歳	15〜25歳
HPV16,18型に関連するCIN2とその関連病態への効果	cytological abnormalities 93.5%（95%CI：51.3〜99.1）	100%（95%CI：51.3〜100）	100%（95%CI：0〜100）	100%（95%CI：0〜100）

図1 ▌ HPVワクチンの長期間の効果　　　　（文献3）より引用，著者作成）

います．推奨するだけでなく，公費での接種勧奨もどんどん広がっており，例えばニュージーランドでは，2008年から20歳までの女児・女性へのHPVワクチン接種が無料でしたが，2017年1月から9〜26歳の男児・男性へのワクチンも無料接種できるように適応拡大されました[7]．

HPVは子宮頸癌以外にも尖圭コンジローマ，肛門癌，陰茎癌，中咽頭癌を引き起こすため，男性にワクチンを接種する意義は，単に女性に感染させるのを予防するためだけではなく，男性自身を守るためにも有効です．また，HPVはセックスを介して感染伝播していくため，男女間のセックス以外でも感染します．26歳までという条件ですが，米国CDC

ではバイセクシャルを含む MSM（men who have sex with men），トランスジェンダーにも接種を推奨しています．また，免疫不全者では HPV 感染に起因する発癌率が著明に上昇するため[8]，HIV 感染症を含む免疫不全者にも同様に接種が推奨されています．

3 子宮頸癌以外の HPV 感染について

a．尖圭コンジローマ

尖圭コンジローマは主に HPV6, 11 型によって生じ，ウイルスに曝露した場所であれば，外陰部・腟壁・子宮頸部・陰茎・尿道口・肛門周囲・直腸のどこでも病変を作り得ます．治療としては，電気またはレーザーによる焼灼や液体窒素による凍結療法が行われます．基本的には癌化することはないと考えられていますが，一度罹患したら治療しても再発することが多く，患者さんの苦痛も非常に大きい疾患です．しかし，**尖圭コンジローマはワクチンで予防可能な疾患**であることが示されており，4価のガーダシル®を定期接種に導入したオーストラリアでは，尖圭コンジローマの発生が有意に減少しました[9]．

b．再発性呼吸器乳頭腫症

再発性呼吸器乳頭腫症は耳鼻科領域でみられる良性の喉頭腫瘍で，多くは尖圭コンジローマの原因ウイルス型と同じ HPV6, 11 型が関与していると言われています（HPV11 型の方が予後不良）．生後6か月から5歳くらいまでに発症する若年型と成人型に分けられ，若年型は主に産道感染が原因であることから，**女性への HPV ワクチン接種で母子感染による再発性呼吸器乳頭腫症の予防が期待できます**（この場合，HPV6,11 型を含む4価のガーダシル®が選択されます）．再発性呼吸器乳頭腫症は良性疾患なのですが，腫瘍が大きくなれば気道閉塞を来し，気管切開を要することもあります．基本的に治療は外科的切除や焼灼など侵襲性が高い治療法が中心で，しかも若年型では多発性で易再発性のため根治が難しく，患者さんとその家族に極めて負担を強いる疾患なのです[10]．HPV ワクチンがもっと広く普及することで，再発性呼吸器乳頭腫症で苦しむ子供たちが一人でも

減ることに期待したいところです．

c．中咽頭癌

　中咽頭癌は飲酒・喫煙も関連していると言われていますが，頭頸部癌基礎研究会の多施設共同研究によると，**日本の中咽頭癌の 50.3 % が HPV 陽性で，圧倒的に HPV16 型が多い**とされています．中咽頭に感染する経路はオーラルセックスと考えられていますが，HPV 感染のリスクは生涯のオーラルセックスパートナー数と関連しており，パートナー数 0，1 人に対して 2 〜 10 人では 2.37 倍，11 人以上では 5.2 倍に感染リスクが上昇します[11]．この HPV 陽性の中咽頭癌は男女比 3：1 で男性に多く，しかも 40 歳代など若年での発症も見られるため，公衆衛生上のインパクトも大きい疾患です．幸いにも HPV 陽性の中咽頭癌は化学・放射線治療がよく効き，二次発癌も少なく，予後が良いとされていますが，HPV ワクチン接種で予防できるなら，それに越したことはないと思います．

文　献

1) Franco EL, et al.：The epidemiology of cervical cancer. Cancer J 9：348-359, 2003
2) Koutsky LA, et al.：A controlled trial of a human papillomavirus type 16 vaccine. N Engl J Med 347：1645-1651, 2002
3) De Vincenzo R, et al.：Long-term efficacy and safety of human papillomavirus vaccination. Int J Womens Health 6：999-1010, 2014
4) Joura EA, et al.：A 9-valent HPV vaccine against infection and intraepithelial neoplasia in women. N Engl J Med 372：711-723, 2015
5) Castellsaqué X, et al.：End-of-study safety, immunogenicity, and efficacy of quadrivalent HPV (types 6, 11, 16, 18) recombinant vaccine in adult women 24-25 years of age. Br J Cancer 105：28-37, 2011
6) CDCガイドライン：HPV Vaccines. https://www.cdc.gov/hpv/parents/vaccine.html (accessed 2018-01-19)
7) HPV immunisation programme. http://www.health.govt.nz/our-work/preventative-health-wellness/immunisation/hpv-immunisation-programme (accessed 2018-01-19)
8) Garland SM, et al.：HPV vaccination of immunocompromised hosts. Papillomavirus Res 4：35-38, 2017
9) Ali H, et al.：Genital warts in young Australians five years into national human papillomavirus vaccination programme：national surveillance data. BMJ 346：f2032, 2013
10) Venkatesan NN, et al.：Recurrent respiratory papillomatosis. Otolaryngol Clin North Am 45：671-694, 2012
11) D'Souza G, et al.：Oral sexual behaviors associated with prevalent oral human papillomavirus infection. J Infect Dis 199：1263-1269, 2009

4章

フォローアップ・予防

1 | パートナー検診について

　今まで述べてきたとおり，性感染症診療の特徴の一つに，**患者は目の前のその人だけではない**という事実があります．性感染症はセックスで感染する病気である以上（セックスは1人ではできないため），必ずもう1人以上感染者が存在するのです．しかし，パートナー治療の必要性を説明するときに，「パートナーの方にも治療するよう言っておいてくださいね」とだけ告げて診療を終えるだけでは，なかなかうまくいきません．フォローアップで患者さんにまず伝えるべきは，パートナーが感染していた場合，"**パートナー自身の健康や生殖機能が脅かされること**"，"**自分自身がパートナーから再び感染するリスクがあること**"，"**パートナーに別のパートナーがいた場合，そちらの間でも感染し合うこと**"などを説明しておくと良いでしょう．しかし，実際にはこのパートナー検診，なかなか難しい現状があります．

　ヒト免疫不全ウイルス（human immunodeficiency virus：HIV）感染症の診療における医師対象のアンケート調査では，HIV感染症と診断した場合に，「ほぼ患者全員にパートナー検診の話をする」と答えた医師はわずか66.5％にとどまり，**本来全ての患者に説明すべきパートナー治療についての話が十分になされていませんでした**[1]．パートナー検診の話までするためには，「十分な時間の確保」，「スタッフの確保」，「標準化資料の整備」が重要とされています．なるほど，確かに十分な時間をかけることは重要ですが，忙しく，限られた診療時間内でパートナー検診の話までするのは現実的に難しいことも多いのかもしれません．とは言え，パートナー検診は性感染症診療の生命線ですので，何とかうまく時間をやりくりしたいところです．例えば，**事前にパートナー検診の重要性が書かれた資料を準備**しておいて，それに沿って説明すれば時間の短縮が図れますし，また医師がどうしても多忙な際は，看護師など医師以外の医療スタッフが

説明してもよいと思います．いつも同じ資料を用いれば，説明するスタッフが代わっても説明内容に大きな違いは生まれないというメリットもあります．

さて，ここで一つ想像してみてください．**あなたが運悪く性感染症に罹患してしまったとして，パートナーにすぐに検査を受けるようスムーズに伝えられるでしょうか？**　もちろん，パートナーとの関係性にもよると思われますが，やはり言い出しにくい状況の方が多いのではないでしょうか．しかし，もしパートナーが感染していた場合には，適切な治療の遅れが将来の不妊症や，場合によっては命に関わる可能性もあるわけですから，なるべく早く性感染症の検査を受けるよう伝えるべきなのは事実でしょう．医療者側から，パートナー検診の重要性を患者さんに粘り強く真摯に説明を繰り返すことも重要ですが，諸外国では患者さんがパートナーに伝える閾値を下げるために，様々な工夫がなされています．

例えば米国では，"**in SPOT**"（www.inspot.org）というサイトを利用して，自分が性感染症だと診断された際に，性感染症をうつしたかもしれない相手に匿名でメッセージカード（図1）を送ることができます．ほかにも，オーストラリアの"**Let Them Know**"（www.letthemknow.org.au）などがあります．

使用言語が英語をはじめとした外国語になるのですが，これらのサービスは日本にいても利用可能です．試しに筆者も自分のメールアドレスに送ってみたところ，バッチリ匿名でメッセージが届きました（図2）．ただし，このシステムを知らないとイタズラだと判断される可能性もあるため，有効利用するためには性的活動期にある人たちにこのシステムの存在を広く知ってもらう必要があるかと思います．

性感染症を流行させない，流行の拡大を防ぐためには，何と言ってもパートナーの検査・治療が必要不可欠ですが，こういった諸外国のシステムをみると，日本では完全に現場の個々人の努力に任されている状況です．個人任せにしない，もっと大きなレベルでの対策が望まれます．

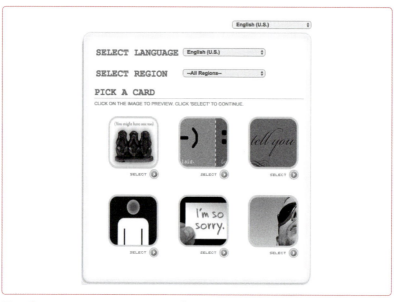

図1 ｜ in SPOT におけるメッセージカードの例

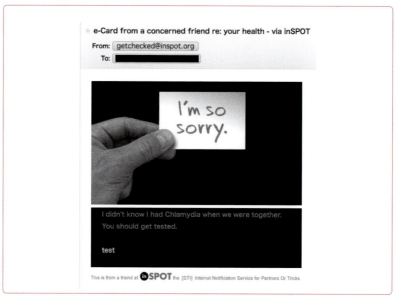

図2 ｜ in SPOT で自分にメッセージを送ってみた

まとめ

- 性感染症診療の特徴の一つに，患者は目の前のその人だけではなく，必ずもう1人以上感染者が存在するという点がある．
- しかし，医療スタッフの時間や人材不足の問題もあり，パートナー治療についての説明が十分になされていない現状がある．
- 患者がパートナーに検査を受けるよう伝える際にもハードルがあるが，諸外国では自分が性感染症だと診断された際に，性感染症をうつしたかもしれない相手に匿名でメッセージカードを送るサービスサイトがある．

文献

1) 堀　成美，ほか：HIV感染症診療におけるパートナー健診の現状と促進・阻害因子の検討．感染症誌 85：165-171, 2011

2 患者への教育，再発予防

　性感染症に罹患した患者さんを診療したら教育の良い機会と捉え，**時間をとって患者さんに性感染症の知識・予防方法などをぜひ説明するようにしましょう**．ただし，患者さんが思春期の場合と成人の場合では伝えておくべき内容に若干の違いがあるように，**相手の年齢や発達段階に応じた説明内容がある**ということも知っておきましょう（表1）[1]．そして，性感染症に対して個人が取り得る予防方法は大きく3つです．"**コンドームの使用**"，"**リスク行動の回避**"，そして"**ワクチン接種**"です．

1 コンドームの使用

　性感染症予防の基本はコンドームの使用ですが，**コンドームは適切に使用すればリスクをかなり減らせます**．全ての性感染症に対して同様の効果があるわけではありませんが，例えばヒト免疫不全ウイルス（human immunodeficiency virus：HIV）感染症に対してはかなり有効です．そのほか，HPV感染症，性器ヘルペス，B型肝炎，梅毒などについては，コンドームで覆われた部分の感染は防ぐことができます．言い換えれば，**コンドームで覆われていない部分の皮膚に小さな傷などがあれば，たとえコンドームを装着していてもそこから感染し得る**ということです．もちろん，適切に使用されることが前提ですので，不適切な使用方法では予防効果は下がります．コンドームは，使用中に破れるということよりも，毎回使用しない，または不適切な使用方法の方が，性感染症罹患や予期せぬ妊娠の原因になると言われています．ちなみにコンドームは，ラテックス製でもポリウレタン製でも予防効果は同等とされています[2]．また当然ですが，咽頭への感染を予防するためにはオーラルセックス時にも，肛門への感染を予防するにはアナルセックス時にもコンドームを装着する必要があります．

表1 | 患者の年齢・発達段階に応じた性感染症予防教育と医療者の役割

対象者	医療者に期待される教育内容	医療者に期待される役割
幼児期〜学童期前期	・プライベートゾーンの大切さ ・性虐待防止 ・性器の清潔保持 ・性器を含む自分の身体を大切にする	・幼児・児童，保護者，保育士・教員などへの教育・助言・相談対応 ・医療機関受診者と家族への対応・教育
学童期後期〜中学生	・思春期の身体的変化・二次性徴 ・思春期の心の変化・性的関心の出現 ・性的関心・興奮・欲求への対処法 ・性に関する自己決定・コミュニケーション能力の育成 ・ネット・メディアによる性情報の危険性 ・性感染症の基本的知識 ・HPV ワクチン・HBV ワクチン接種	・児童・生徒，保護者，教員への教育・講演・助言・相談対応 ・校医との連携 ・医療機関受診者と家族への対応・教育
高校生〜大学生	上記に加え， ・性感染症の感染経路・予防方法 ・性感染症の検査・治療・受診場所 ・信頼できる相談場所 ・性感染症による不妊，母子感染についての具体的な知識	・生徒・学生への教育・講演 ・教員・企画責任者への教育・助言 ・校医・産業医との連携 ・医療機関受診者と家族への対応・教育
一般市民全体	上記に加え， ・性感染症が個人・社会・次世代に与える影響	・企業内研修・講演 ・市民公開講座・講演会 ・ネット・メディアを通じた情報発信 ・医療機関受診者と家族への対応・教育

HPV：human papillomavirus（ヒトパピローマウイルス），HBV：hepatitis B virus（B型肝炎ウイルス）. (文献1) より引用，一部改変)

　コンドームの適正な使用とは，①腟で行うセックス時だけでなく，オーラルセックスやアナルセックスも含め，**新たに行為を始める度に新しいコンドームを使用する**，②コンドームを取り出し，装着するときに**爪や歯などで傷つけない**，③コンドームは，**ペニスが勃起した状態**で，パートナーの口・腟・肛門に**挿入する前に装着する**，④潤滑剤はウォーター・ベース

のものを使用し，オイル・ベースの潤滑剤はラテックスを劣化させるため使用しない，⑤コンドームの脱落を防止するために，抜き差ししている間はペニスの基部にしっかりとコンドームを保持し，陰茎がまだ勃起している間に抜き出す，といった注意点をしっかり守ることです．

　なお，コンドームといえば男性用が主に想起されると思いますが，世の中には女性用コンドームも存在します（ただし，日本国内では販売されていません）．

> **コラム　女性用コンドーム，ご存じですか？**
>
> 　コンドームというと，男性が装着するもののみを想起しがちですが，実は女性用コンドームもあります．装着時に若干の違和感があったり，慣れるまで装着するのが大変だったりするようですが，性交痛が軽減したり，男性用コンドームよりも外性器同士の接触面積が小さく，予防効果が期待できる，といった利点があります．何より，女性が主体的に自分の体を性感染症から守ることができるという点が特徴的です．
>
> 　女性用コンドームには，内リングと外リングがあり，まずは内リングを腟内に挿入して，外リングを外陰部に広げます（参考：https://www.youtube.com/watch?v=2YMDzAwkiKY）．しかし，2017年現在，日本で購入することができません．米国や英国の"amazon"では商品名"female condom"で購入できます．患者さんへの情報提供の一環として知っておいても良いかもしれません．

2　リスク行動の回避

　パートナーの数が多いこと，不特定多数との性交渉をもつことが性感染症罹患のリスクを上昇させます．ということは，パートナーの数を減らし，特定の人としかセックスをしなければ性感染症のリスクは確実に減ら

せます．むしろ，性感染症のリスクをゼロにしたければ，全てのセックスを完全に断てば良いわけです．しかし理論の上ではそうでも，**人間の基本的欲求であり，深いコミュニケーションツールでもあるセックスを完全に断つことは極めて困難です**．患者さんにどのような行為がリスクか説明しても，そもそもセックスに対する見方，感じ方が個人個人で異なっている以上，通り一遍の説明ではうまく伝わらない場合もあります．**"その人にとっての性感染症"，"その人にとってのセックス"がどのような意義をもつのかを話し合い，具体的な対策を一緒に考える必要があります**．ちょうど，総合診療/家庭医療学のトレーニングを受けた医師にとっては，BPS（bio-psycho-social）モデル，患者中心の医療，家族志向のケアといった考え方がこの問題解決に非常に有効だと思います[3]．

例えば，性風俗店に勤務している人が性感染症になって受診に訪れたとします．その患者さんに，単に「そんなリスクの高い仕事は辞めるべき」と説明しても，「はい，分かりました．明日から辞めます」となるとは限りません．もしかしたら，背景に貧困をはじめとする複雑なやむにやまれぬ事情があって，簡単には辞められない状況にあるのかもしれません．この事例の場合，例えば，客に必ずコンドーム装着を義務付けている店に異動する，肛門を舐めないようにする，オーラルセックスの場合は精液を口の中に出されないようにする，または口に出されてもなるべく舌で受けて咽頭に達しないようにする，など**ゼロリスクは困難でもリスクを軽減させる方法**は，患者さんと相談すればいくつかは見出せると思います．

3 ワクチン接種

性感染症のうちワクチンで予防可能なものは，主に **HPV 感染症**と **B 型肝炎**，そして **A 型肝炎**があります（HPV ワクチンについては「《3章》8．ヒトパピローマウイルス（HPV）感染症」参照）．

HBV ワクチンは性感染症の治療を受けた全ての患者さんだけでなく，性感染症の評価を受けた全ての患者さんにも接種が推奨されます（性感染症のスクリーニングで HBs 抗原陰性を確認済みという前提で）．HBV ワ

クチン接種歴のない人に0，1，6か月の間隔で，合計3回接種します．一度十分な抗体価が得られたら，基本的にその後の抗体検査やブースター接種は不要です．

HAVワクチンは，MSM（men who have sex with men），静脈注射薬物使用者，慢性肝疾患，HIV感染症の患者さんに接種が推奨されます（一般診療では，途上国へ渡航する全ての人にも推奨されています）．日本で接種可能なHAVワクチンは，0, 2～4週後，6か月後の間隔で，合計3回接種します．

まとめ

- 性感染症患者の診療は，患者に性感染症の知識・予防方法などを教育する良い機会である．ただし，相手の年齢や発達段階に応じた説明内容があるので注意する．
- 性感染症に対して個人が取り得る予防方法は大きく，コンドーム使用，リスク行動回避，ワクチン接種の3つに分けられる．
- コンドーム使用は性感染症予防の基本であり，適切に使用すればかなりのリスクを減らすことができる．
- パートナーの数を減らし，特定の人としかセックスをしなければ性感染症のリスクは減らせる．しかし，セックスに対する価値観は人それぞれなので，その人にとってセックスがどのような意義をもつのかを話し合い，具体的な対策を一緒に考える必要がある．
- 性感染症のうちワクチンで予防可能なものは，主にHPV感染症とB型肝炎，A型肝炎の3つがある．

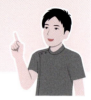

文献

1) 野々山未希子：性感染症予防教育における医療者の役割．化学療法の領域 33（12）：99-104, 2017
2) CDC：Sexually Transmitted Disease Treatment Guidelines, 2015. MMWR Recomm Rep 64：1-137, 2015
3) 日本プライマリ・ケア連合学会：基本研修ハンドブック，改訂2版，南山堂，2017

3 定期検査

　リスクの高い性行動をした後やパートナーが代わったときなどは，その都度，定期的に検査をすることも性感染症予防に有効です．ただし，検査をする際には必ずウインドウ・ピリオドについて考えておかないといけません．つまり，**感染初期には検査偽陰性の可能性もあるため，曝露が何日前なのかを考えて検査を提案する必要があります**．例えば，性風俗店で月1回の性感染症検査を義務付けていたとしても，性的な曝露が日常的にあるかぎり，ある一時点での検査が陰性でも，現在性感染症に罹患していないとは言えません．1回の検査で陰性で，かつ3か月後に再検査し，さらにその間に性交渉が全くなかったとしたら罹患していないだろう，とは言えそうです．しかし，果たして「性交渉が全くなかった」というその情報が正しいかどうかは，検査を受けた本人にしか分かりません．

まとめ

- 感染初期には検査偽陰性の可能性もある（ウインドウ・ピリオド）ため，患者が性感染症リスクのある性行動をとったのが何日前なのかを考えた上で，定期検査を提案する必要がある．

コラム レイプなど，性暴力を受けた人が受診したら

　まず最初に気を付けたいことは，レイプ被害で傷ついた相手を，医療者の対応によってさらに傷つけるようなことをしてはならない，ということです（セカンドレイプとも呼ばれます）．

　性交渉歴の問診と同じで，まずは患者さんにとって安全な環境を整えて，ぜひ女性の看護師さんにも同席してもらい，秘密は必ず守るということを伝えてから詳細な内容を問診しましょう．興味本位ではなく，あなたの体を心配しているという姿勢を前面に出して問診します．問診自体が患者さんにとって苦痛な場合もありますので，ゆっくり時間をかけて，落ち着いた状態で話を聴くように配慮します．

　性暴力被害者で想定される性感染症は，主に「淋菌感染症，性器クラミジア感染症，腟トリコモナス症，細菌性腟症，B型肝炎，HIV 感染症」です．ポイントは，加害者の性器が挿入された全ての部分の鏡検，培養，核酸増幅検査を行い，ヒト免疫不全ウイルス（human immunodeficiency virus：HIV）スクリーニング，HBs 抗原，梅毒の血清反応検査を行うことです．また，被害者が女性の場合，妊娠反応検査も行います．妊娠していれば産婦人科に相談し，妊娠していなければ緊急避妊法の適応について検討します（表1）．

　上記のうち，B 型肝炎はワクチンで予防できます（もし加害者が HBs 抗原陽性ということが分かっていれば，ワクチンだけでなく抗 HBs ヒト免疫グロブリンも同時に投与します）（表2）．性暴力被害者はその後のフォローアップ率が低いため[1]，初回の受診の時点でエンピリックな治療を開始することが推奨されています．性暴力を振るった相手が HIV に感染していると分かっていれば，抗 HIV 薬の予防内服を検討します．

　なお，性暴力に限らず，セックス後の腟内洗浄は効果がないどころか，その後の細菌性腟症や HIV 感染のリスクを増加させることが示唆されており推奨されません[2]．

表1 緊急避妊法の種類

	LNG法	Yuzpe法
処方	ノルレボ®錠1.5mg 単回内服	プラノバール®配合錠2錠 12時間空けて2回内服
妊娠率	2.1%	2.6%
避妊のない性行為からの時間	120時間以内（72時間以内が望ましい）	72時間以内
副作用（嘔気・嘔吐）	約7%	約60%
	メトクロプラミドとの併用を検討 服用後2時間以内に嘔吐した場合，同量を追加投与	
費用（自費）	10,000〜20,000円	3,000〜7,500円
	※医療機関によって価格が異なります	

LNG：levonorgestrel，ノルレボ®錠：レボノルゲストレル錠，プラノバール®配合錠：ノルゲストレル・エチニルエストラジオール錠．
　　　　（北村邦夫：日産婦誌 59：N514-N518，2007 より引用，一部改変）

表2 レイプ被害者に行うべき医学的対応

疾患名	検査	治療・その他
淋菌感染症	核酸増幅検査	セフトリアキソン1g点滴静注単回
性器クラミジア感染症	核酸増幅検査	アジスロマイシン1g単回内服投与
腟トリコモナス症	鏡検，培養	メトロニダゾール2g単回内服投与
		チニダゾール2g単回内服投与
B型肝炎	HBs抗原，HBs抗体	B型肝炎ワクチン
HIV感染症	HIVスクリーニング検査	
梅毒	RPR，TPHA	
その他	妊娠反応検査	

RPR：rapid plasma reagin，TPHA：*Treponema pallidum* hemagglutination test（梅毒トレポネーマ赤血球凝集試験）．　　　　　（文献1）より引用）

性暴力被害者への対応

❶淋菌感染症, 性器クラミジア感染症, 腟トリコモナス症, 細菌性腟症, B型肝炎, HIV感染症のスクリーニング

❷妊娠反応検査（女性のみ）

❸セフトリアキソン1g単回点滴静注

❹アジスロマイシン1g単回内服投与

❺メトロニダゾール2g単回内服投与（またはチニダゾール1回2gを単回内服投与）

❻B型肝炎ワクチンを接種（0, 1, 6か月の合計3回接種. 事前に被害者がHBs抗体陽性と分かっていればワクチンは不要）

❼HIV感染症, 梅毒は3か月後に再検査

文 献
1) CDC：Sexually Transmitted Disease Treatment Guidelines, 2015. MMWR Recomm Rep 64：1-137, 2015
2) Myer L, et al.：Intravaginal practices, bacterial vaginosis, and women's susceptibility to HIV infection：epidemiological evidence and biological mechanisms. Lancet Infect Dis 5：786-794, 2005

コラム DV被害について

　性暴力を含めたDV（家庭内暴力）被害は意外に多く，内閣府男女共同参画局による男女間における暴力に関する調査報告書2015では，配偶者からの被害経験は男女合わせて約5人に1人，女性だけでみると約4人に1人は配偶者から被害を受けたことがあり，約10人に1人は複数回受けていると報告されています．また，配偶者ではない交際相手からの被害経験でも男性の10人に1人，女性の約5人に1人は被害を受けたことがある，と回答しています[1]．家族にも職場にも相談できずにいる被害者が，一見不定愁訴にみえる形で，駆け込み寺に逃げ込むように医療機関を受診することもあります．皆さんも，「何でこの主訴，この重症度でこの時間に受診すんのよ……？」と感じた経験はないでしょうか．筆者も研修医の頃は疑問に思っていましたが，「まあそういう人もいるでしょ」と何となく流していました．今思えば，もしかするとあのとき救急外来を受診した患者さんが発していたSOSを，自分が見逃していただけなのかもしれません．

　診療していて「何かやりづらいな，何かおかしな人だな……？」と思ったときには，背景に貧困やDV，仕事や家族間の軋轢など，社会的・心理的な困難が隠れていないかを常に考えるようにしましょう．そのような習慣が，いつか本当に困っている人を救うきっかけになるかもしれません．

　ちなみに，米国予防医学専門委員会では，妊娠可能年齢の女性全てに対して，初診時＋年1回，DVのスクリーニング（主に問診）を行うことを推奨しています[2]．

文献
1) 内閣府男女共同参画局：男女間における暴力に関する調査報告書2015．http://www.gender.go.jp/policy/no_violence/e-vaw/chousa/pdf/h26danjokan-gaiyo.pdf（accessed 2017-12-20）
2) Intimate Partner Violence and Abuse of Elderly and Vulnerable Adults：Screening.https://www.uspreventiveservicestaskforce.org/Page/Document/UpdateSummaryFinal/intimate-partner-violence-and-abuse-of-elderly-and-vulnerable-adults-screening（accessed 2017-12-20）．

MEMO

付　録

■性感染症の治療早見表

●梅毒の治療
〈第1期,第2期,早期潜伏梅毒〉
アモキシシリン1回1gを1日3回内服+プロベネシド1回250mgを1日3回内服,14日間.
　（ペニシリンアレルギーの場合）
　　ドキシサイクリン1回100mgを1日2回内服,14日間.
〈後期潜伏梅毒,感染時期不明の潜伏梅毒〉
アモキシシリン1回1gを1日3回内服+プロベネシド1回250mgを1日3回内服,28日間.
　（ペニシリンアレルギーの場合）
　　ドキシサイクリン1回100mgを1日2回内服,28日間.
〈神経梅毒〉
❶水溶性ペニシリンG 1回400万単位を4時間ごとに点滴静注,14日間.
❷セフトリアキソン1回2gを24時間ごとに点滴静注,14日間.

●淋菌性尿道炎・咽頭炎の治療
セフトリアキソン1g点滴静注単回+アジスロマイシン1回1～2gを単回内服投与.

●播種性淋菌感染症の治療
セフトリアキソン1g点滴静注単回+アジスロマイシン1回1～2gを単回内服投与.
　（セフトリアキソンは,関節症状を合併している場合は7日間投与,感染性心内膜炎を合併している場合は28日間投与する）

●非淋菌性尿道炎の治療（主に Chlamydia trachomatis を想定）
❶アジスロマイシン1回1～2gを単回内服投与.
❷ドキシサイクリン1回100mgを1日2回内服投与,7日間.
　（代替治療）レボフロキサシン1回500mgを1日1回内服投与,7日間.
※性器クラミジアに対しては,アジスロマイシン1g単回内服投与とドキシサイクリン1回100mg 1日2回内服投与は,治療効果はほぼ同等.

●非クラミジア性非淋菌性尿道炎の治療
〈*Mycoplasma genitalium* をカバーする場合〉
❶アジスロマイシン1回1gを単回内服投与.
❷モキシフロキサシン1回400mgを1日1回内服投与,7日間.
❸シタフロキサシン1回100mgを1日2回内服投与,7日間.

〈*Trichomonas vaginalis* をカバーする場合〉
❶メトロニダゾール 1 回 250 mg を 1 日 2 回内服投与，7 日間（保険適用内）．
❷メトロニダゾール 1 回 2 g 単回内服（保険適用外），またはチニダゾール 1 回 2 g を単回内服投与（保険適用内）．

● 性器ヘルペスの治療（※腎機能障害例では減量が必要）
〈急性期〉
❶バラシクロビル 1 回 1 g を 1 日 2 回内服投与，7～10 日間．
❷ファムシクロビル 1 回 250 mg を 1 日 3 回内服投与，7 日間（日本での承認投与期間は 5 日間）．
〈再発時〉
❶バラシクロビル 1 回 500 mg を 1 日 1 回内服，3～5 日間．
❷ファムシクロビル 1 回 125 mg を 1 日 2 回内服，5 日間．
〈再発抑制〉
バラシクロビル 1 回 500 mg を 1 日 1 回内服，1 年間継続して再評価．

● 骨盤内炎症性疾患（PID）の治療
〈外来〉
セフトリアキソン 1 g を単回点滴してから，ドキシサイクリン（またはミノサイクリン）1 回 100 mg を 1 日 2 回内服，14 日間±メトロニダゾール 1 回 500 mg を 1 日 3 回内服，14 日間．
〈入院〉
❶セフトリアキソン 1 g を 24 時間ごと点滴＋ドキシサイクリン（またはミノサイクリン）1 回 100 mg を 1 日 2 回内服，14 日間±メトロニダゾール 1 回 500 mg を 1 日 3 回内服，14 日間．
❷アンピシリン・スルバクタム 1 回 3 g を 6 時間ごと点滴＋ドキシサイクリン（またはミノサイクリン）1 回 100 mg を 1 日 2 回内服，14 日間．
※急性の PID で必ず嫌気性菌をカバーすべきかどうかについては，まだ結論が出ていない．

● 赤痢アメーバ症の治療
〈急性期〉
メトロニダゾール 1 回 500 mg を 1 日 3 回内服，14 日間．
（重症例では，メトロニダゾール 1 回 500 mg を 1 日 3～4 回点滴静注）
〈シスト駆除〉
パロモマイシン 1 回 500 mg を 1 日 3 回内服，10 日間．

● ヒト免疫不全ウイルス（HIV）感染症の治療
NRTI 2 剤＋"INSTI または PI または NNRTI から 1 剤"（詳細は成書参照）．

■症状から診る性感染症

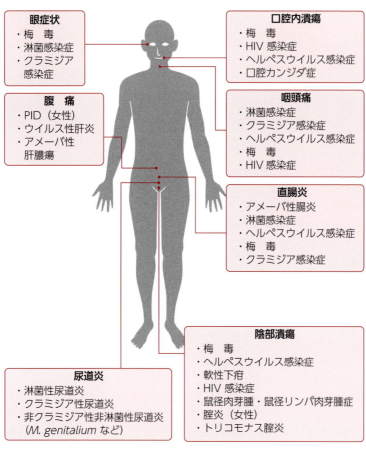

HIV：human immunodeficiency virus（ヒト免疫不全ウイルス），PID：pelvic inflammatory disease（骨盤内炎症性疾患），HTLV：human T-lymphotropic virus（ヒトTリンパ球向性ウイルス）．

索引

数字・欧文

5P ····· 21
AIDS ····· 117, 125
　──指標疾患 ····· 126
　──の発生動向 ····· 6
ART ····· 122
commercial sex worker ····· 21
CSW ····· 21
DV 被害 ····· 151
Fitz-Hugh Curtis 症候群（FHCS）
····· 47, 102
HIV 感染者の報告数 ····· 6
HIV 感染症 ····· 116
　──の基本的知識 ····· 117
　──の診断 ····· 118
　──の治療 ····· 127
　──の臨床所見 ····· 120
HPV ····· 132
　──ワクチン ····· 132
in SPOT ····· 139
Jarisch-Herxheimer 反応 ····· 76
latent syphilis ····· 66
Let Them Know ····· 139
MSM ····· 11
Mycoplasma genitalium 感染症
····· 89
NCNGU ····· 88
　──のエンピリック治療 ····· 92
PCP ····· 127
PID ····· 45, 102
primary syphilis ····· 63
RPR ····· 67
secondary syphilis ····· 65
tertiary syphilis ····· 66
TPHA ····· 67

あ

アメーバ性虫垂炎 ····· 114
咽頭痛 ····· 38
陰部潰瘍 ····· 37
ウインドウ・ピリオド ····· 147
エイズ ····· 117, 125
主なセックスの型 ····· 13

か

ガーダシル® ····· 132
環境調整 ····· 22
患者背景 ····· 21
患者への教育 ····· 142
眼症状 ····· 48
関節痛 ····· 42
感染症診療の流れ ····· 17
感染性心内膜炎 ····· 48
緊急避妊法 ····· 149
経過観察 ····· 54
原因微生物 ····· 30

口腔内潰瘍 ························ 39	性暴力 ···························· 148
後天性免疫不全症候群 ··········· 117	赤痢アメーバ症 ················· 109
骨盤内炎症性疾患 ·········· 45, 102	── の診断 ···················· 111
コンドーム ······················ 142	── の治療 ···················· 112
女性用 ── ················· 144	── の臨床所見 ··············· 109
	赤痢アメーバの栄養体 ··········· 111
さ	尖圭コンジローマ ················ 135
サーバリックス® ·················· 132	潜伏梅毒 ··························· 66
細菌性腟症 ························ 36	臓器所見 ··························· 30
再発性呼吸器乳頭腫症 ··········· 135	
再発予防 ·························· 142	**た**
子宮頸癌 ·························· 132	第 1 期梅毒 ······················· 63
職業歴 ····························· 21	第 2 期梅毒 ······················· 65
女性の性感染症 ···················· 31	第 3 期梅毒 ······················· 66
女性用コンドーム ················ 144	男性の性感染症 ···················· 33
神経梅毒 ··························· 69	男性の尿路感染症 ·················· 34
性感染症診療の流れ ················ 18	腟炎 ································ 36
性感染症の感染経路 ················· 9	中咽頭癌 ·························· 136
性感染症の届出 ······················ 9	直腸炎 ····························· 48
性感染症の発生動向 ················· 2	定期検査 ·························· 147
性器外症状 ············ 19, 31, 38	渡航歴 ····························· 27
性器クラミジア感染症 ············· 32	トリコモナス尿道炎 ················ 91
性器症状 ···················· 32, 35	
性器ヘルペス ······················ 95	**な**
── の再発抑制 ·················· 99	尿道炎 ····························· 35
── の症状 ······················ 95	トリコモナス ── ············· 91
── の診断 ······················ 96	非淋菌性 ── ·················· 85
── の治療 ······················ 97	淋菌性 ── ···················· 80
性行為で感染する主な感染症 ······· 3	
性交渉歴 ····················· 19, 21	

は

- パートナー検診 ………………… 138
- 梅毒 …………………………… 2, 62
  - ── の血清診断の解釈 ………… 68
  - ── の検査特性 ………………… 67
  - ── の自然経過 ………………… 63
  - ── の治療 ……………………… 71
  - 神経 ── …………………………… 69
  - 潜伏 ── …………………………… 66
  - 第1期 ── ………………………… 63
  - 第2期 ── ………………………… 65
  - 第3期 ── ………………………… 66
- 播種性淋菌感染症 ……………… 83
- 反応性関節炎 …………………… 42
- 皮疹 ……………………………… 42
- ヒトパピローマウイルス（HPV）
  - 感染症 ………………………… 132
- ヒト免疫不全ウイルス（HIV） … 116
- 非淋菌性尿道炎 ………………… 85
  - ── の診断・治療 ……………… 86
- 腹痛 ……………………………… 45
- ブライダルチェック …………… 51

ま

- 問診のテクニック ……………… 23

ら

- リスク行動の回避 ……………… 144
- 淋菌感染症 …………………… 32, 79
  - 播種性 ── ……………………… 83
- 淋菌性咽頭炎 …………………… 81
- 淋菌性尿道炎 …………………… 80
  - ── ・咽頭炎の治療 …………… 82
- リンパ節腫脹 …………………… 40

わ

- ワクチン接種 …………………… 145

検印省略

ジェネラリストのための性感染症入門
定価（本体 3,000 円＋税）

2018年4月7日　第1版　第1刷発行
2019年7月20日　同　　第2刷発行

著　者　谷崎隆太郎
　　　　（たにざきりゅうたろう）
発行者　浅井　麻紀
発行所　株式会社 文 光 堂
　　　　〒113-0033　東京都文京区本郷7-2-7
　　　　TEL　(03) 3813 - 5478 （営業）
　　　　　　 (03) 3813 - 5411 （編集）

© 谷崎隆太郎, 2018　　　　　　　　　　印刷・製本：壮光舎印刷

ISBN978-4-8306-1024-0　　　　　　　　　　　Printed in Japan

- 本書の複製権，翻訳権・翻案権，上映権，譲渡権，公衆送信権（送信可能化権を含む），二次的著作物の利用に関する原著作者の権利は，株式会社文光堂が保有します．
- 本書を無断で複製する行為（コピー，スキャン，デジタルデータ化など）は，私的使用のための複製など著作権法上の限られた例外を除き禁じられています．大学，病院，企業などにおいて，業務上使用する目的で上記の行為を行うことは，使用範囲が内部に限られるものであっても私的使用には該当せず，違法です．また私的使用に該当する場合であっても，代行業者等の第三者に依頼して上記の行為を行うことは違法となります．
- JCOPY〈出版者著作権管理機構 委託出版物〉
本書を複製される場合は，そのつど事前に出版者著作権管理機構（電話03-5244-5088, FAX 03-5244-5089, e-mail：info@jcopy.or.jp）の許諾を得てください．